宝宝生病了怎么办？
你不可不知的
儿科知识

小儿科医生　　儿童生活辅导顾问、医师

[日] 吉崎达郎　明桥大二　著

[日] 太田知子＊绘

王昱婷＊译

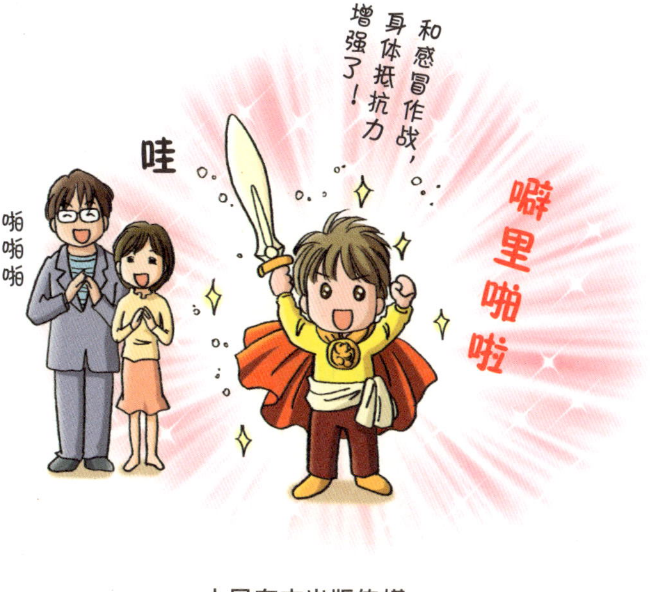

和感冒作战，
身体抵抗力
增强了！
哇
啪啪啪
噼里啪啦

人民东方出版传媒

People's Oriental Publishing & Media

東方出版社

The Oriental Press

图书在版编目(CIP)数据

宝宝生病了怎么办？：你不可不知的儿科知识 / （日）吉崎达郎，（日）明桥大二 著；王昱婷 译. —北京：东方出版社，2013. 4

ISBN 978-7-5060-6261-9

Ⅰ.①宝… Ⅱ.①吉… ②明… ③王… Ⅲ.①小儿疾病-防治 Ⅳ.①R72

中国版本图书馆CIP数据核字（2013）第082595号

宝宝生病了怎么办？——你不可不知的儿科知识
（BAOBAO SHENGBINGLE ZENMEBAN）

作　　者：［日］吉崎达郎　［日］明桥大二
译　　者：王昱婷
责任编辑：姬　利　孙　雪
策　　划：吴常春
出　　版：东方出版社
发　　行：人民东方出版传媒有限公司
地　　址：北京市东城区朝阳门内大街166号
邮政编码：100706
印　　刷：北京京都六环印刷厂
版　　次：2013年6月第1版
印　　次：2013年6月第1次印刷
印　　数：1—6000册
开　　本：880毫米×1230毫米　1/32
印　　张：6.5
字　　数：200千字
书　　号：ISBN 978-7-5060-6261-9
定　　价：32.00元
发行电话：（010）65210056　65210060　65210062　65210063

前言

正确了解可在家中采取的护理措施，乐观战胜小儿疾病

吉崎达郎

在诊室里时常有人问我：“给孩子看病挺辛苦的吧？孩子光知道哭，什么也说不明白，您是怎么了解孩子病情的呢？”

“嗯，每天给孩子看病，时间一长就知道了。”我嘴里这么回答着，

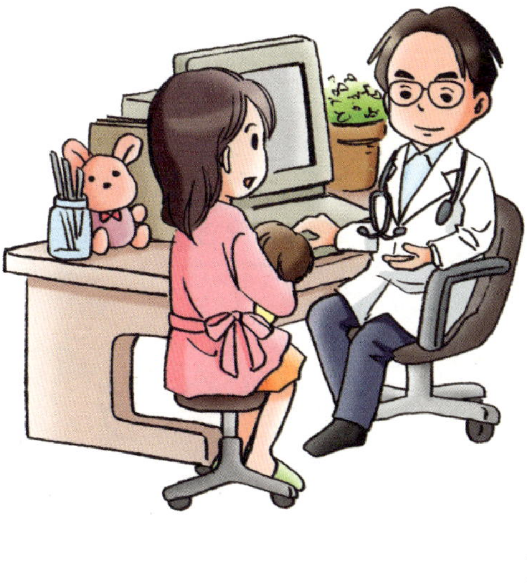

不过内心却暗想：妈妈们所说的“了解”和医生所说的“了解”是不尽相同的。

不少人以为医生“了解”一切，包括孩子得的是什么病、得病的原因以及什么药物更有效等。但事实上，医生也并不是在所有情况下都能说得清楚的。有时要花时间经过多次诊断才知道孩子得的是什么病、得病的原因是什么；而在有些情况下甚至到最后医生也没弄明白，可是病却不治自愈，孩子又变得活蹦乱跳了。

医生在诊室首先要判断的是孩子病情的轻重。孩子的情绪好不好，对周围的大人和物品感不感兴趣，呼吸是不是平稳，脸色是不是正常，对此医生要迅速做出判断。

其次，孩子在家里的情况也是十分重要的信息。比如是不是摄取了充足的水分，睡眠情况好不好，有没有呕吐现象，从何时开始发烧等。

如果诊断的结果是病情较轻，那么医生也许不给孩子开任何药物，也不做任何检查，病是可以不治自愈的。

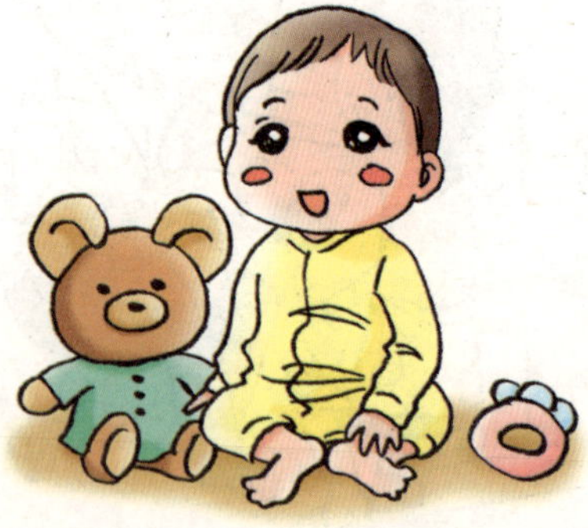

大部分常见病都能依靠孩子自身的抵抗力治愈（当然，

如果诊断为重症，就要彻底查明原因，采取适当的治疗措施）。

“了解”症状较轻和症状较重的孩子有哪些不同的表现，这是医生应具备的重要职业技能。这全凭经验发挥作用。年轻的父母在缺乏这方面经验时只有依靠医生，但是只要每天仔细观察孩子的神情变化，终有一天会恍然大悟的。

孩子在家里生病或是身体发生变化时，如果能够带孩子去看医生，向医生问明病情，做父母的当然可以放心了，可是父母并不是随时都能带孩子去看医生的。虽然也可以通过互联网查询，不过有时第一时间需要的信息却出乎意料地查不到，这反倒会加剧父母的担心。

于是我们把这种时候父母最需要了解的重要信息汇集成册，编写了这本书。

父母的重要作用就是激活孩子的“自愈能力”，尽量为孩子战胜疾病创造一个舒适的环境。很遗憾，我们的孩子在成长过程中总是难免生病或受伤，那么，就让我们带着这本书一起乐观地去战胜小儿疾病吧。

本书不仅是写给“初次育儿”的年轻父母，也是写给所有关心育

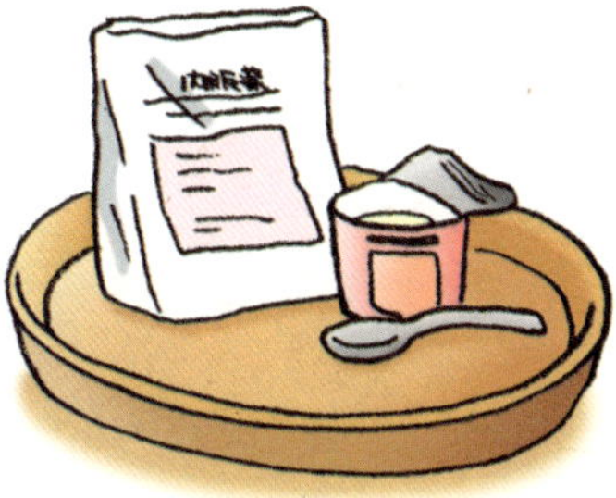

儿问题读者的一本快乐育儿指南。

衷心地希望这本书能帮助读者体验到一种惊喜与感动——“孩子竟然有如此神奇的力量！”

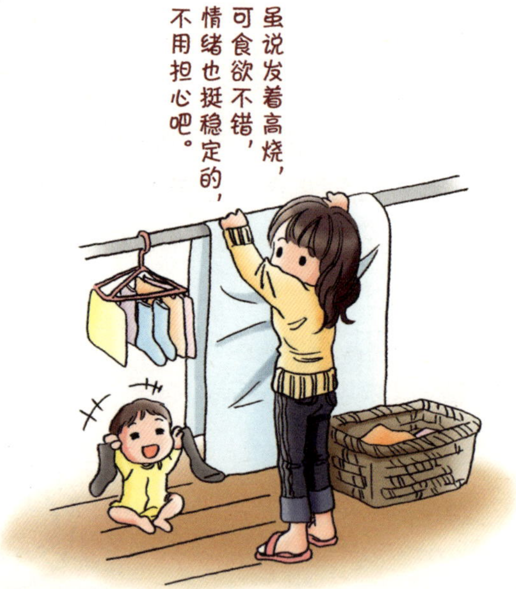

虽说发着高烧，
可食欲不错，
情绪也挺稳定的，
不用担心吧。

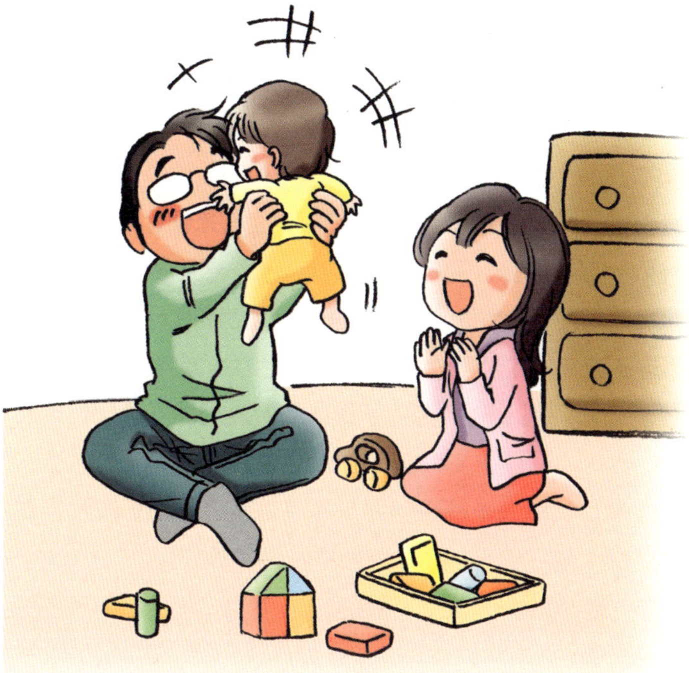

掌握正确知识，从容度过病痛难关

明桥大二

每天都有不少《快乐育儿宝典》的热心读者寄来读者卡，至今为止我们已经收到了 5 万张。可以毫不夸张地说，这些读者卡中反映出现代父母在育儿过程中所面对的方方面面的烦恼和忧虑。

在阅读这些读者卡的过程中我们发现，如今父母感到忧虑的并不仅仅是孩子的心理问题，他们对孩子身体的疾病也同样感到忧虑和烦恼。

最近，经常有父母大半夜带孩子来医院就诊，他们把医院当做 24 小时营业的便利店，这种现象被称为“便利店就诊”。

据说这样一来，有些儿科医生就因疲惫不堪而离开医院，有的医院甚至关闭了儿科。

不过，在我看来，除了极少数人是缺乏时间概念，不懂常识之外，绝大多数都是在万分焦虑之中才深更半夜来医院就诊的。因为孩子半夜发烧，他们不知该如何是好，担心如此下去会造成无法挽回的后果。

“这么轻的症状请不要大半夜跑到医院来，医院又不是便利店”，我认识的几位家长就曾因为遭到医生这样的批评而感觉心理受到伤害。可是也有父母想观察一下病情的发展再说，却也遭到医生的训斥：“为什么这么晚才送来？”

也许医院的确承受着压力，但父母们每天却在与更大的压力抗争。

父母之所以大半夜带孩子去医院看病，是因为他们感到不安。那么我们是不是不应该只把半夜就诊当做问题，而是应该传授给父母们正确的知识，让他们能够更安心、更自信地面对孩子的病情呢？

我把这个酝酿已久的想法告诉了我的同事吉崎医生，他非常赞同。于是我们进一步商量出一本书，这本书就是这样呈现在读者们的面前的。

吉崎医生和我一样，也是每天在医疗工作第一线与患者打交

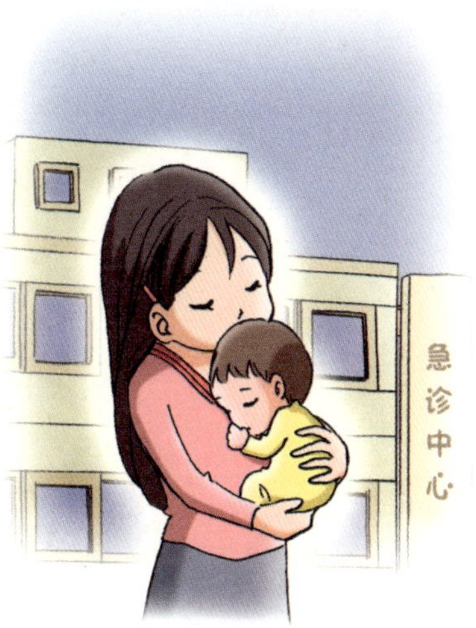

道。我们从早上 9 点到晚上 9 点，日复一日地和小患者以及他们的家长近距离接触。在与小患者接触的过程中，有很多情况我们希望家长了解，想告诉家长，我们把其中的精华部分都写进了这本书里。

这本书向父母们传授正确的知识并介绍了大量的方法，让他们能够从容地战胜小儿疾病。

如果这本书能给为人父母者的心情带来些许轻松，为孩子绽露笑容以及给所有人带来幸福尽绵薄之力，我们将感到十分欣慰。

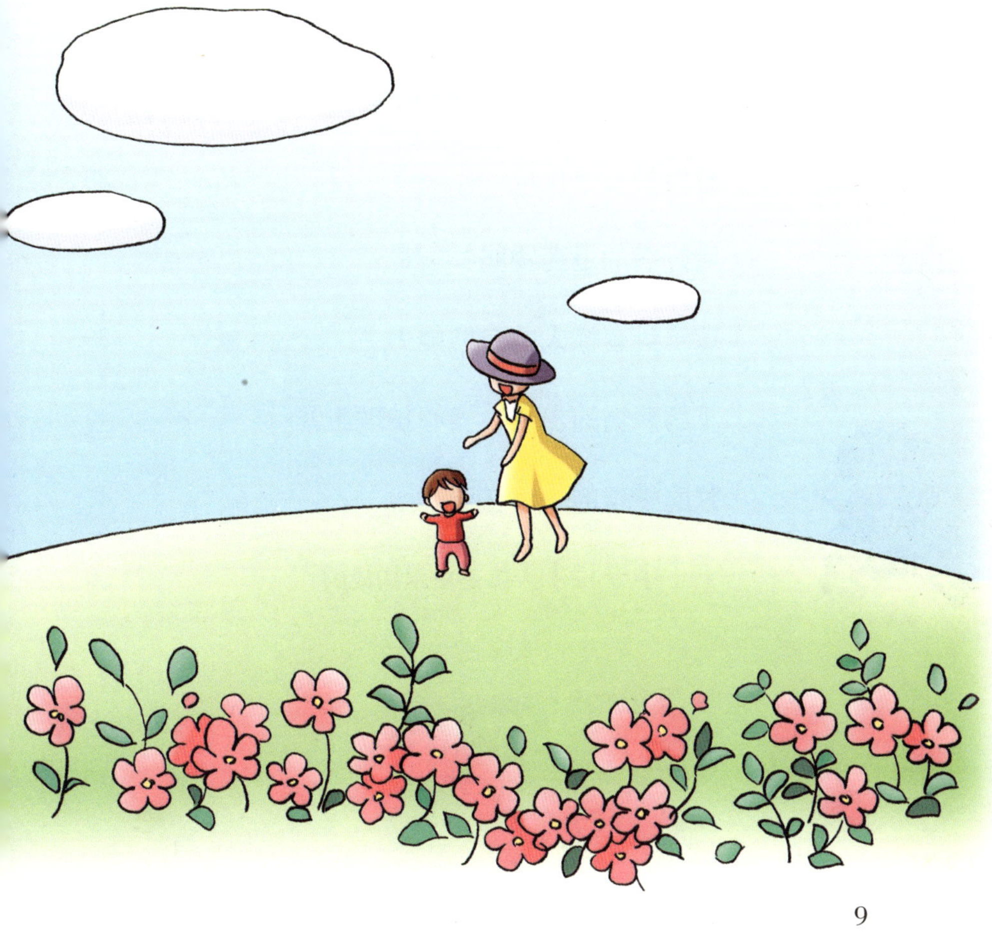

目录

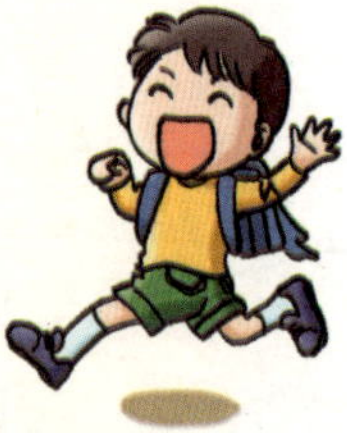

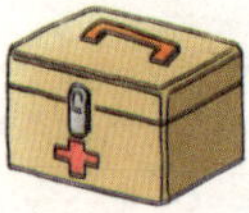

目　录

症状分类　发烧

症状分类　咳嗽

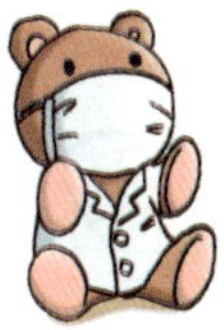

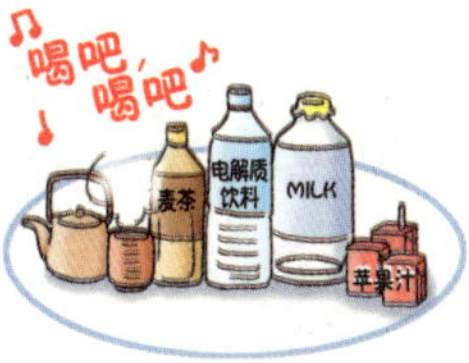

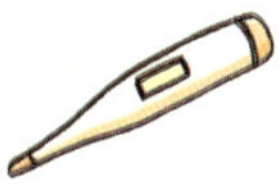

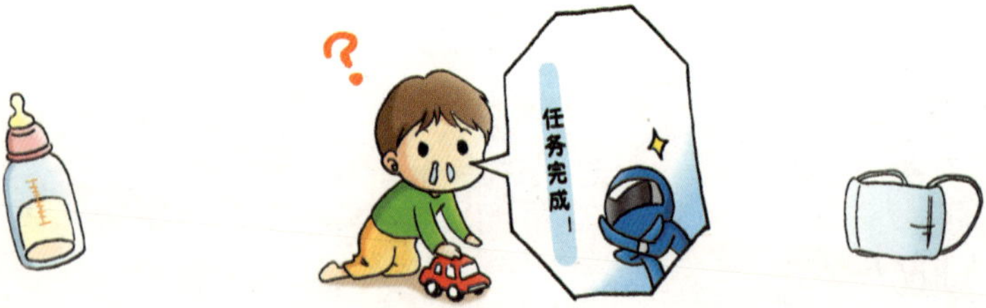
任务完成!

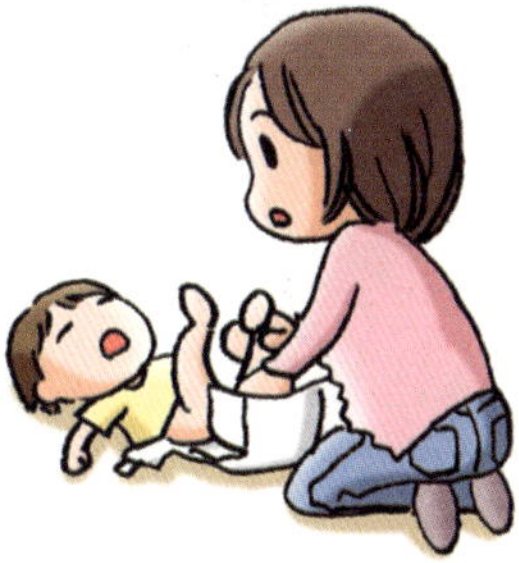

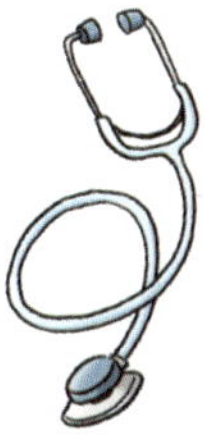

明桥医生的话

下面是孩子各式各样的生长发育形式。了解孩子的身心，育儿会变得很轻松！

大便的烦恼

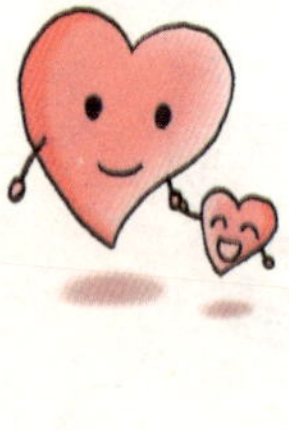

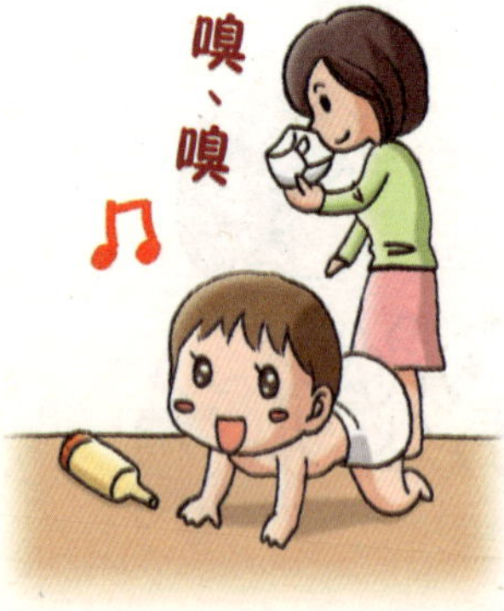

目 录

皮肤的问题

如厕 尿床

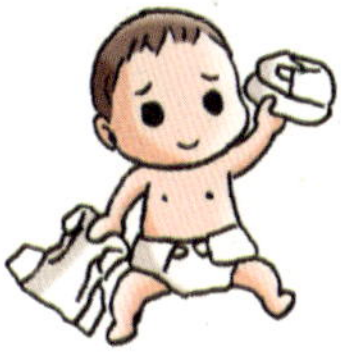

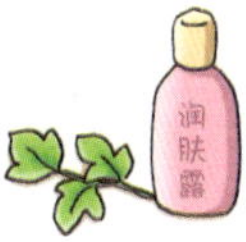

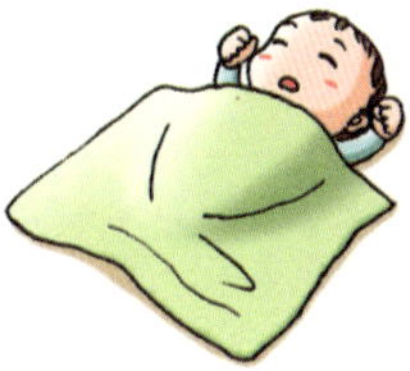

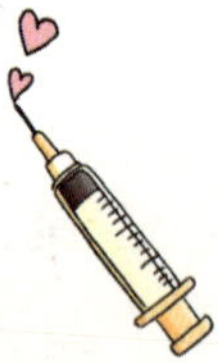

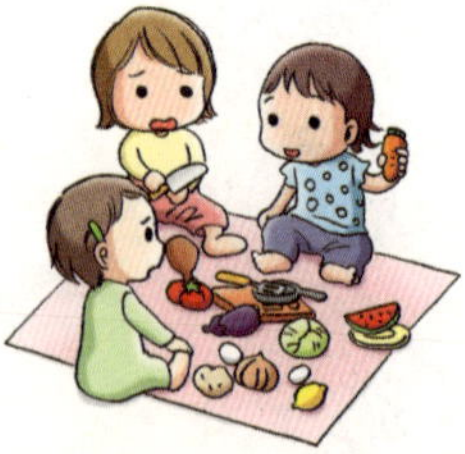

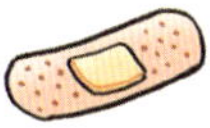

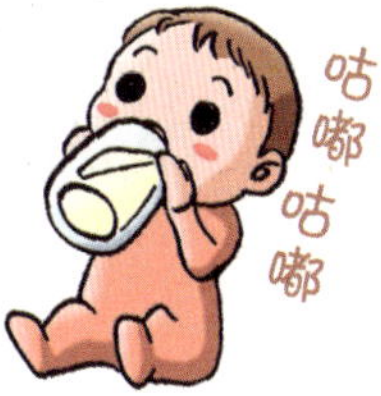
咕嘟
咕嘟

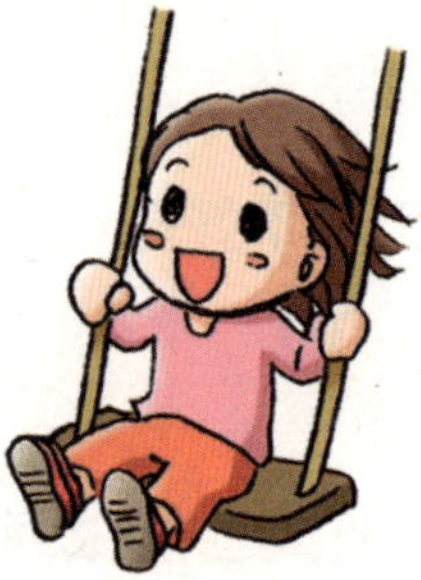

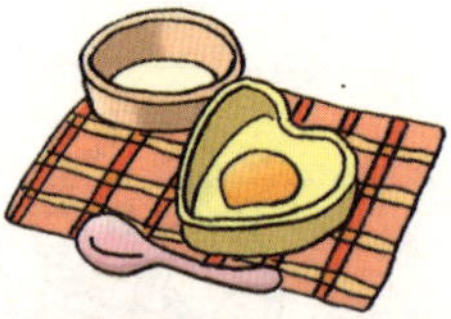

你不可不知的儿科知识 1

每次感冒孩子都会变得更强壮

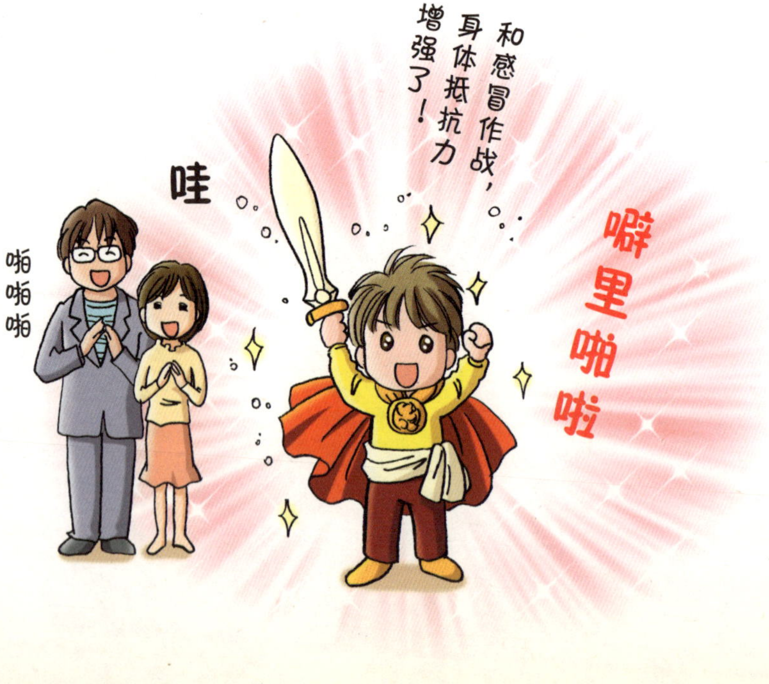
和感冒作战，身体抵抗力增强了！
哇
啪啪啪
噼里啪啦

经常有1岁左右幼儿的妈妈问我："这么小的孩子，怎么这么容易得感冒呢？"

的确，在出生后不久的一段时间里，来自母亲的抗体*可以保护婴儿不受病毒和细菌的侵害。可是这种抗体的作用只能维持几个月，在婴儿迎来一周岁生日之前便消失了。这时婴儿对病毒和细菌**的抵抗力还不太强，所以我们说"越小的孩子越容易得感冒"。

孩子开始集体生活后，噩梦般的日子就降临到了家长的头上。感冒治好了，刚把孩子送到幼儿园，很快又被传染了其他类型的感冒（准确的表达应该是"又被其他病毒传染了"），又得在家休息好几天，就这样反反复复。所以孩子刚入幼儿园时，不少父母都会觉得很难放下心来。工作又不好请假，真是让妈妈们费尽了心血。不过我们不用担心，孩子在一次又一次患感冒的过程中可以获得各种抗体，抵抗力逐渐增强，过了3岁以后就不那么容易得感冒了，只是在此之前父母需要忍耐一段时间。

---

* 抗体：具有保护身体不受细菌和病毒侵害的作用，通过胎盘和母乳进入孩子体内。妈妈把自己从婴儿时起在抵抗细菌和病毒的过程中产生和积累起的抗体赠送给自己的孩子。

** 病毒和细菌：引起感冒的原因。大自然中存在着各种各样的病毒和细菌。

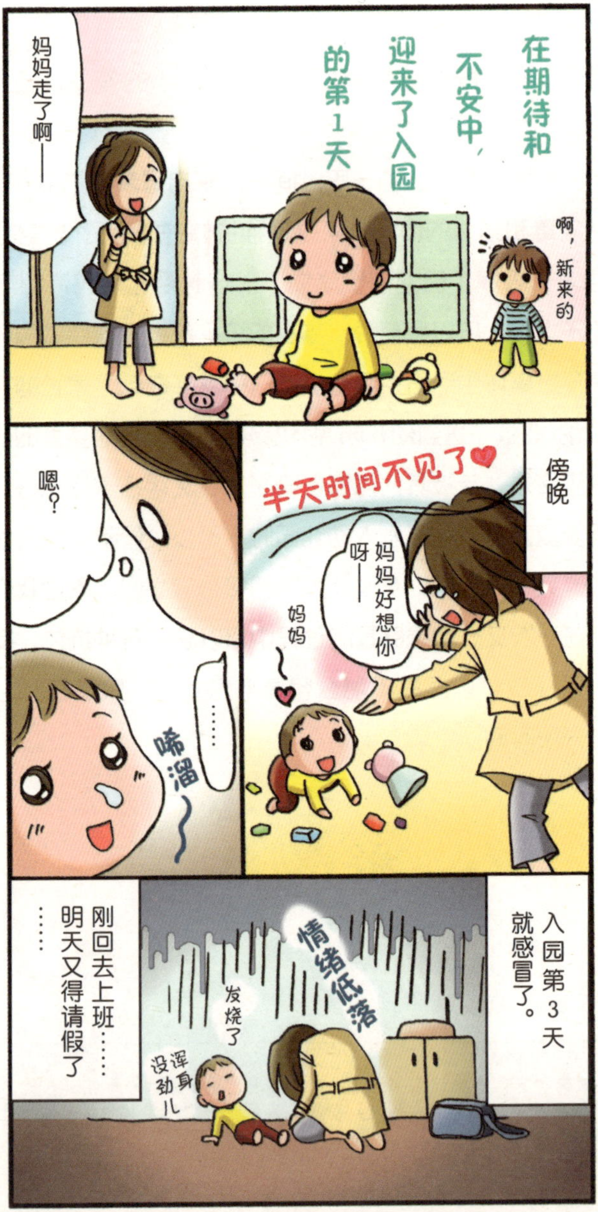
在期待和不安中，迎来了入园的第1天
啊，新来的
妈妈走了啊——
傍晚
半天时间不见了♥
妈妈好想你呀——
妈妈~
嗯？
……
唏溜~
入园第3天就感冒了。
情绪低落
发烧了
浑身没劲儿
刚回去上班……明天又得请假了……

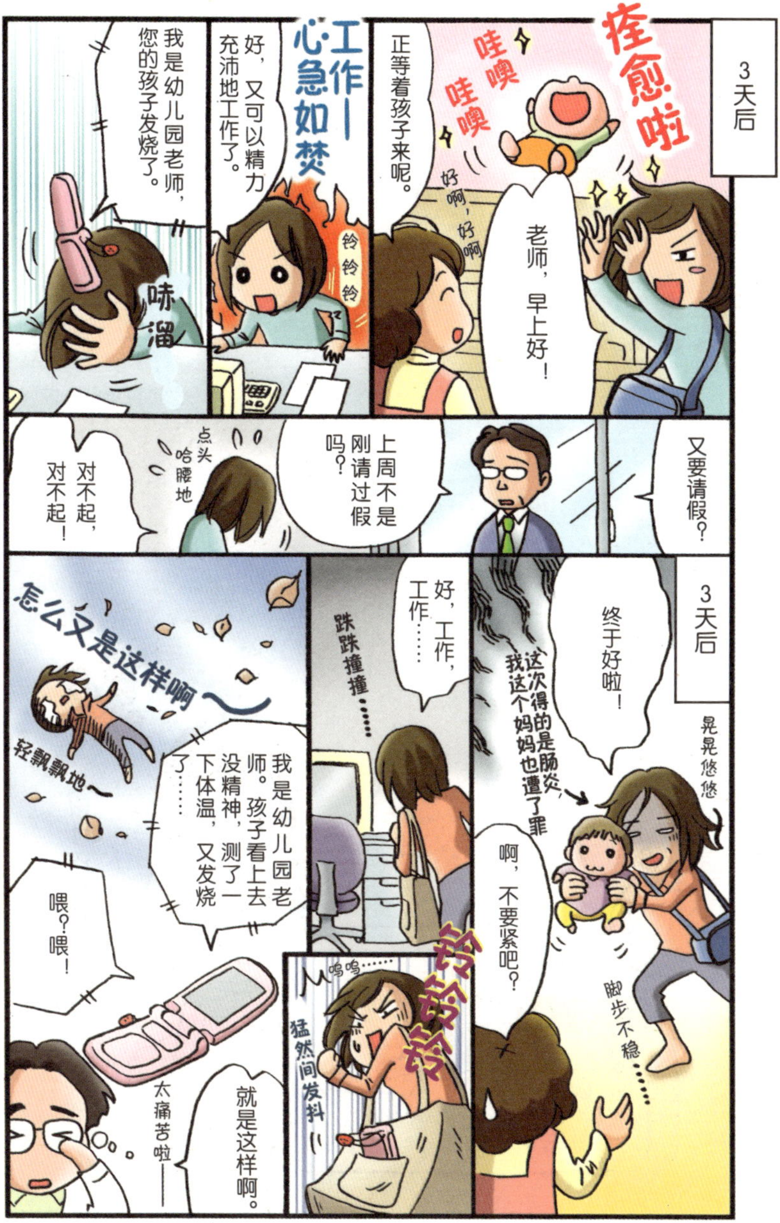
3天后
痊愈啦
哇噢哇噢
老师，早上好！
好啊，好啊
正等着孩子来呢。
工作！心急如焚
好，又可以精力充沛地工作了。
铃铃铃
我是幼儿园老师，您的孩子发烧了。
哧溜
又要请假？
上周不是刚请过假吗？
点头哈腰地
对不起，对不起！
3天后
终于好啦！
这次得的是肠炎，我这个妈妈也遭了罪
晃晃悠悠
啊，不要紧吧？
脚步不稳……
好，工作，工作……
跌跌撞撞……
铃铃铃
呜呜……
猛然间发抖
我是幼儿园老师。孩子看上去没精神，测了一下体温，又发烧了……
喂？喂！
就是这样啊。
太痛苦啦——
怎么又是这样啊～
轻飘飘地～

你不可不知的儿科知识 2

发烧并不是坏事！

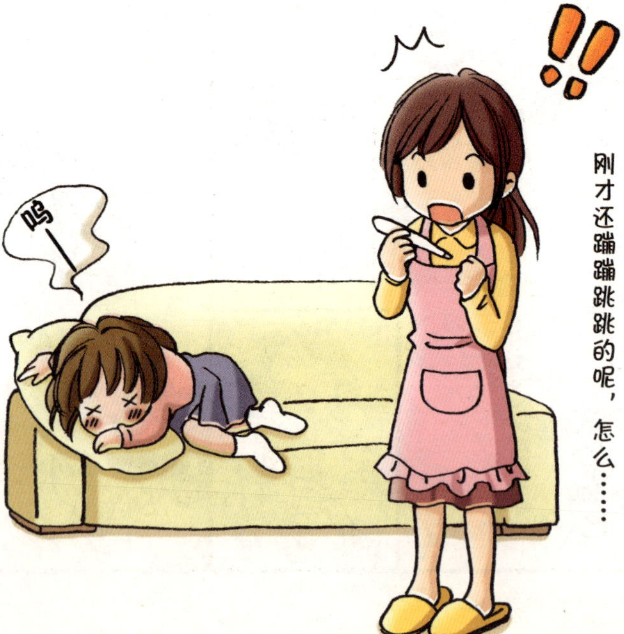

孩子突然间发烧了。

有时候，我们会回想起来："这么说来，从昨天开始情绪确实是不太好啊。"不过更多时候我们其实会感到吃惊："刚才不是还在精力充沛地玩耍吗？"更何况孩子竟然烧到成人不可能出现的高温，父母肯定要惊慌失措了。

孩子发烧多数情况下是由病毒和细菌引起的。一听到"发烧"这个词，我们马上容易想成是坏事，但实际上发烧是身体为了抵抗病毒和细菌，有意让体温升高的。

从傍晚开始发热，第二天清晨烧总算退下去了，没想到从下午开始又烧起来了，这种情况十分常见。一般一次普通的感冒，也会烧上两三天，父母们不必为此着急。

孩子发烧时父母最担心的恐怕就是"高烧会不会把大脑烧坏了？"看着孩子发高烧无精打采的样子，父母担心烧坏孩子的大脑，这种心情是可以理解的。不过，即使 40 摄氏度的高温持续数日，孩子也不会因为发热而烧坏大脑，更不会留下后遗症。这种情况虽然父母非常担心，但只要不是由于把孩子放在高温的车内而引起的中暑，那么即使是发高烧也不要紧。

另外，发烧的热度和疾病的轻重是没有关系的。发高烧并不一定意味着得了重病。

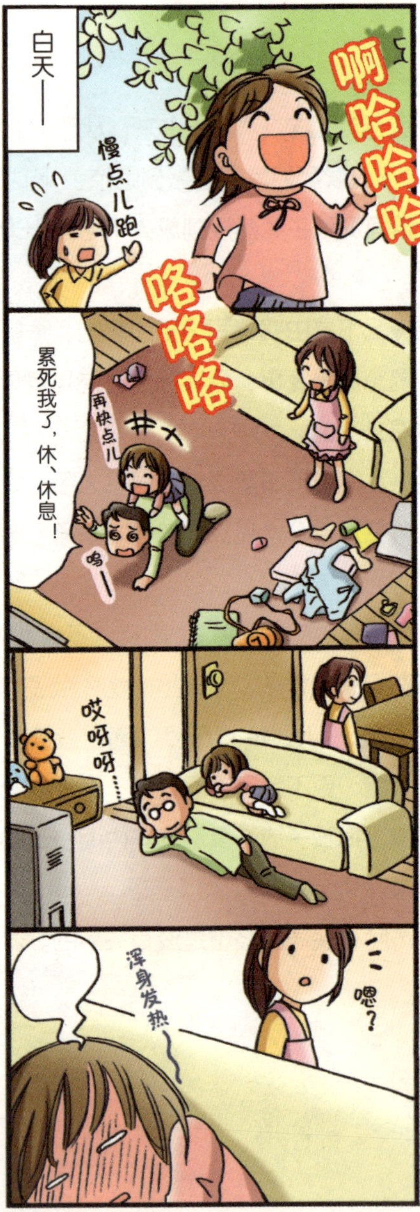

白天——
慢点儿跑
啊哈哈哈
咯咯咯
累死我了，休、休息！
再快点儿
呜——
哎呀呀……
浑身发热～
嗯？

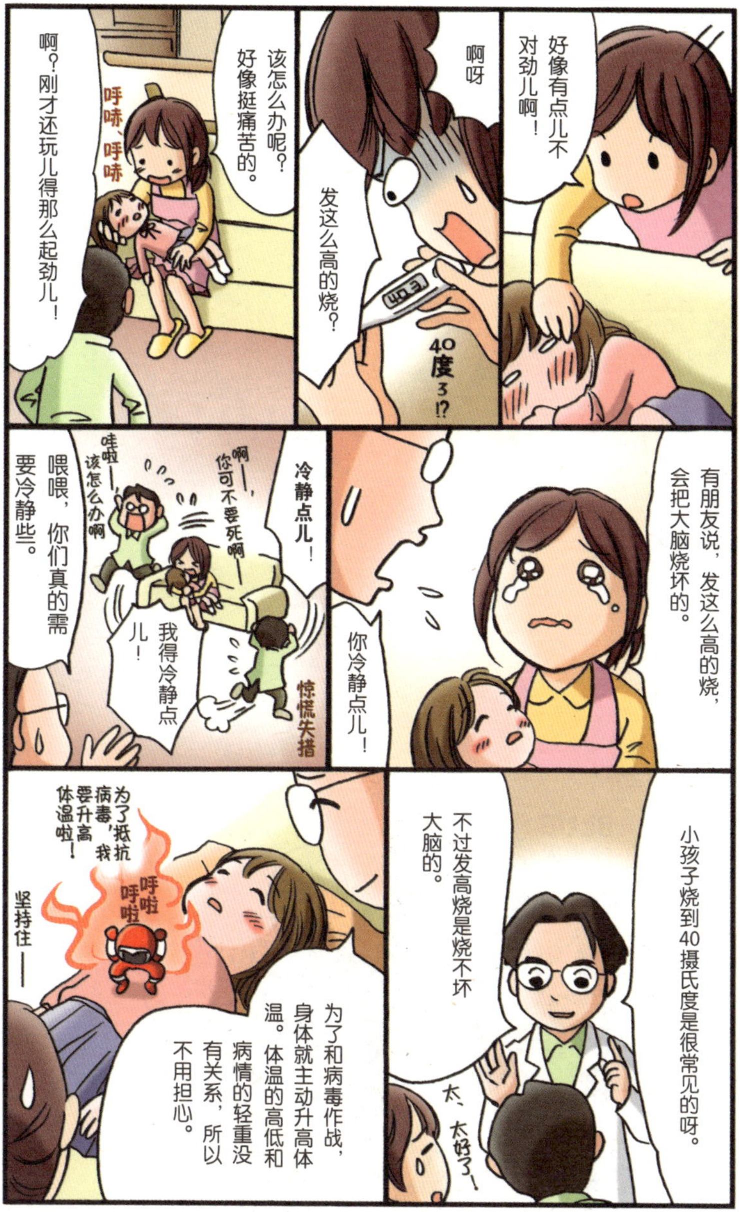
好像有点儿不对劲儿啊！
啊呀
发这么高的烧？
40度3!?
该怎么办呢？好像挺痛苦的。
呼哧、呼哧
啊？刚才还玩儿得那么起劲儿！
有朋友说，发这么高的烧，会把大脑烧坏的。
你冷静点儿！
冷静点儿！
啊—，你可不要死啊
哇啦—，该怎么办啊
我得冷静点儿！
惊慌失措
喂喂，你们真的需要冷静些。
小孩子烧到40摄氏度是很常见的呀。
不过发高烧是烧不坏大脑的。
太、太好了！
为了和病毒作战，身体就主动升高体温。体温的高低和病情的轻重没有关系，所以不用担心。
为了抵抗病毒，我要升高体温啦！
呼啦呼啦
坚持住——

你不可不知的儿科知识 3

咳嗽、流鼻涕、呕吐和腹泻都是身体的自卫反应

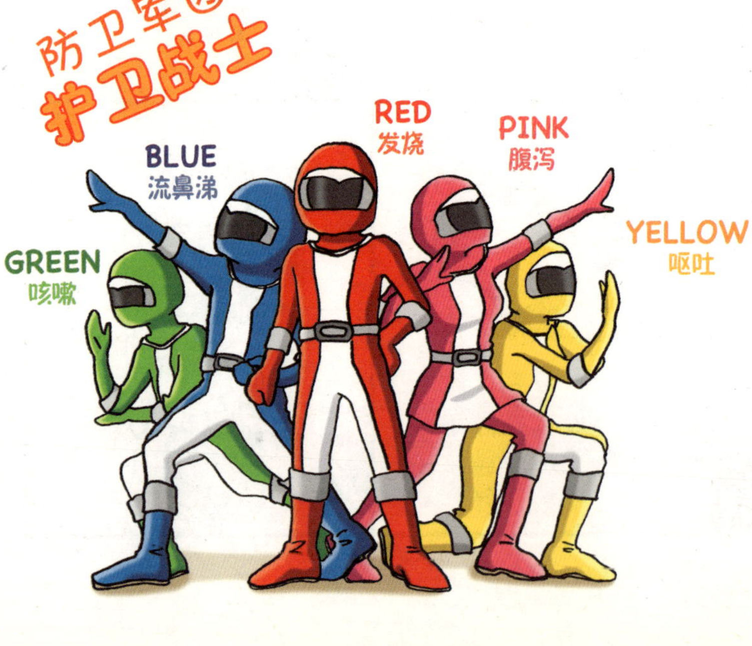

发烧是保护身体不受病毒和细菌侵害的一种自卫反应，同样的道理，咳嗽、流鼻涕、呕吐和腹泻等症状也可以看做是身体排出有害物质的一种自卫反应。

这些症状本身对我们的身体并没有什么害处，对身体有害的是病毒和细菌。

我在大学医院工作时，曾经遇到过一位非常幽默的住院病人。她在病房的门口贴了一张纸，上面写着："请病毒和细菌等各位小家伙们不要进来。"因为接受抗癌药物的治疗，她的身体抵抗力下降，所以总是非常注意不要被病毒和细菌感染。我们不知道病毒和细菌什么时候进入房间，什么时候出去，也没有办法把它们从房间里赶出去，因为它们太小了，我们用肉眼是看不到的，所以只好用贴纸条的办法请求它们不要进来了。

虽然咳嗽、流鼻涕、呕吐、腹泻对身体没什么害处，但这些症状有时会大大消耗体力，甚至影响到进食和睡眠。所以这种时候最重要的是对患儿进行护理，比如服用退烧药把体温降下来，给房间加湿以缓解咳嗽，吸出鼻涕使呼吸顺畅，暂时控制进食以避免呕吐等。

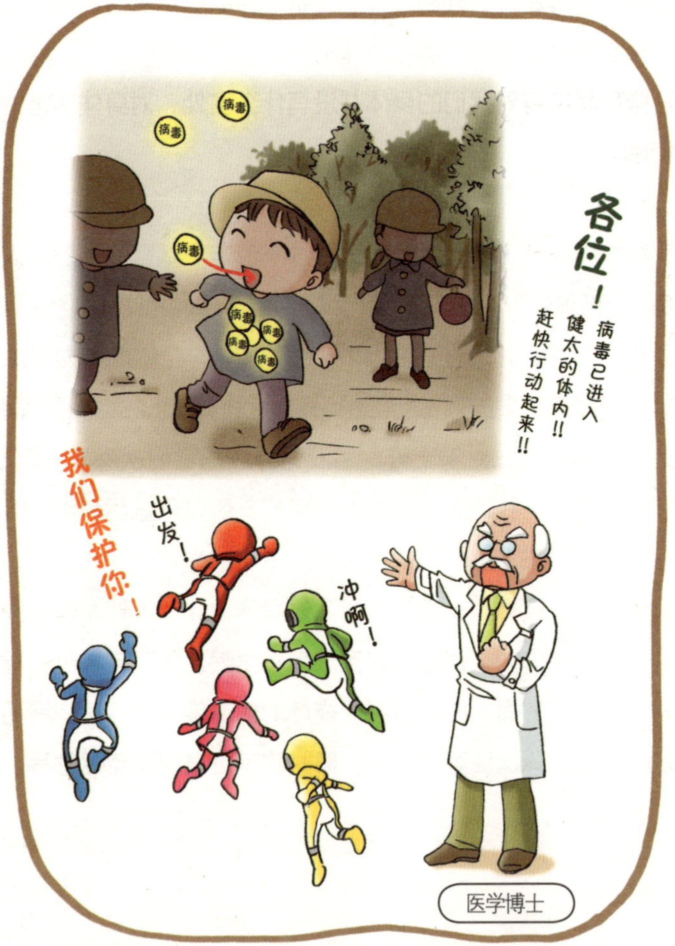
病毒
病毒
病毒
病毒
病毒
病毒
病毒
病毒
各位！病毒已进入健太的体内!!赶快行动起来!!
我们保护你！
出发！
冲啊！
医学博士

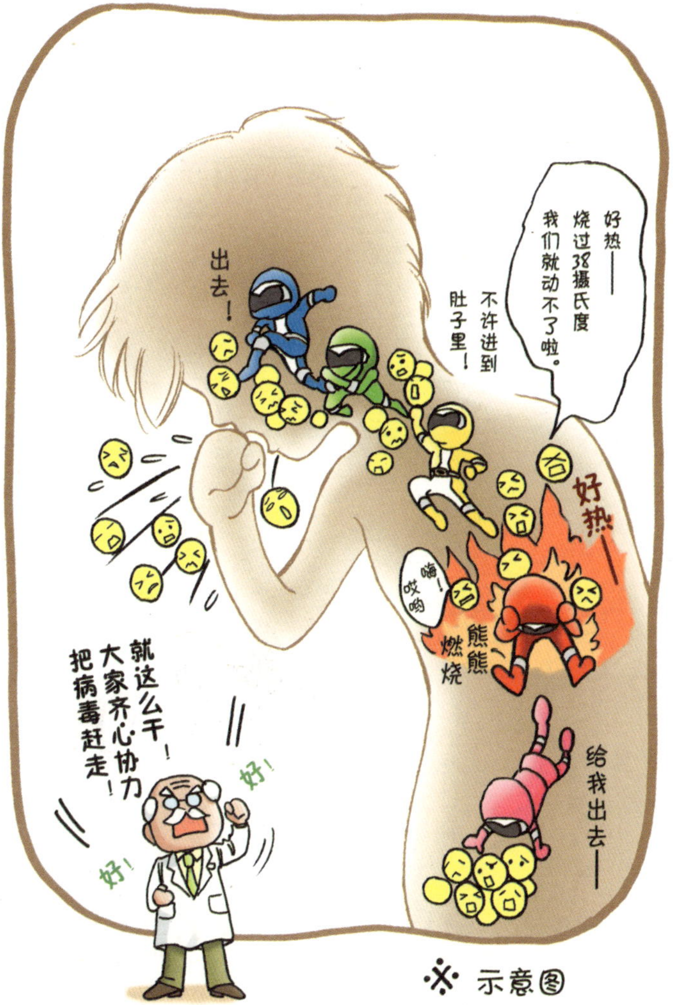

好热——
烧过38摄氏度
我们就动不了啦。
不许进到
肚子里！
出去！
好热——
嗨！
哎哟
熊熊
燃烧
给我出去——
就这么干！
大家齐心协力
把病毒赶走！
好！
好！

※示意图

你不可不知的儿科知识 4

治好病的是药物吗？

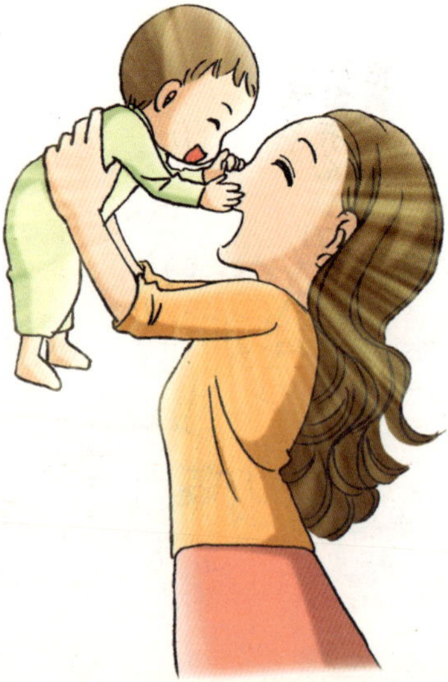

如果说“咳嗽和流鼻涕是身体的自卫反应”，那么肯定有人会问：“可是咳嗽和流鼻涕时，不是得用药物来治疗吗？”

我想不少家长定会表示赞同：“是啊是啊，得趁症状还不太严重时赶快去医院开点儿药，要不然……”

在这里首先希望大家了解的是，止咳药、鼻塞药、祛痰药等医院开的感冒药，是治不好感冒，也不会缩短感冒时间的。感冒药并不是治疗感冒的药物，而是缓解咳嗽、流鼻涕和咳痰等症状的药物。

和外国人相比，日本人似乎更依赖药物，过分指望药物的倾向比较强烈。成人有工作，还要做家务，有时需要靠药物的作用坚持（必须在短期内控制症状），不过孩子要是生病的话，最好还是让他们在家里卧床休息。如果孩子不肯卧床休息，而是到处跑来跑去，那就说明他们的身体足够健康。

不少儿科医生表示：“我们并没有给孩子治病，而是帮助孩子发挥出他们的自愈能力。”这正说明自愈能力和药物的作用是 9 比 1 的关系。

不过，不少家长却认为自愈能力和药物的作用是 1 比 9 的关系，甚至有人认为是 0 比 10 的关系。在这方面，医生与家长的认识存在着分歧，医生是为了助患儿的恢复一臂之力，也为了让爸爸妈妈放心才开具处方的，可家长却坚信“只有吃药才能治好感冒（‘自愈能力’和‘药物的作用’是 0 比 10 的关系）”。

当然这也是无可奈何之事，爸爸妈妈们小时候也常听他们的父母说：“一定要吃药啊，不吃药感冒就不会好。”他们就是在感冒时喝着那种有独特甜味儿的糖浆长大的。

最近人们越来越追求药物的安全性和有效性了。日本厚生劳动省要求制药企业在药房或药店销售的感冒药上注明“2 岁以下儿童应首先接受医生的诊断，在不得已的情况下才可服用”的字样。

有些国家，比如英国和澳大利亚，甚至告诫大家不要给小孩子服用此类药物。

所以，**我们给孩子服药最好还是慎重一些。也希望妈妈们不要一看到孩子流鼻涕，就马上给孩子服用治鼻塞的药；一听到孩子咳嗽，就马上给孩子服用止咳药。**

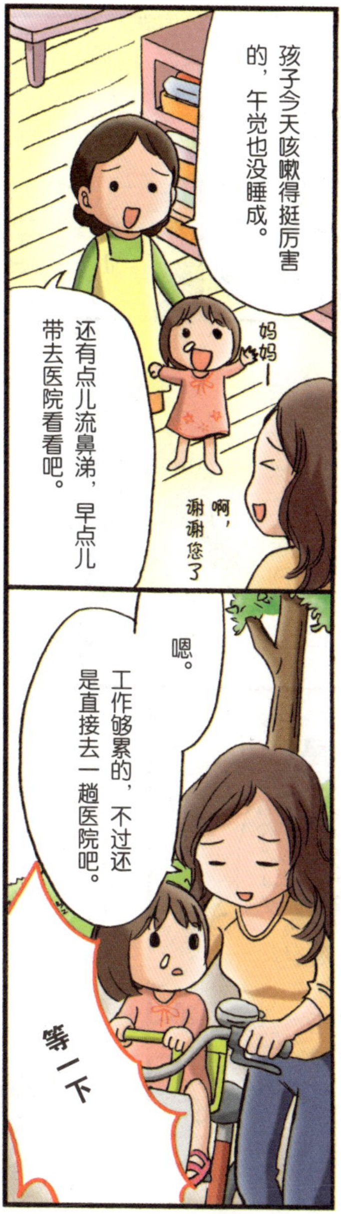
孩子今天咳嗽得挺厉害的，午觉也没睡成。
还有点儿流鼻涕，早点儿带去医院看看吧。
妈妈！
啊，谢谢您了
嗯。
工作够累的，不过还是直接去一趟医院吧。
等一下

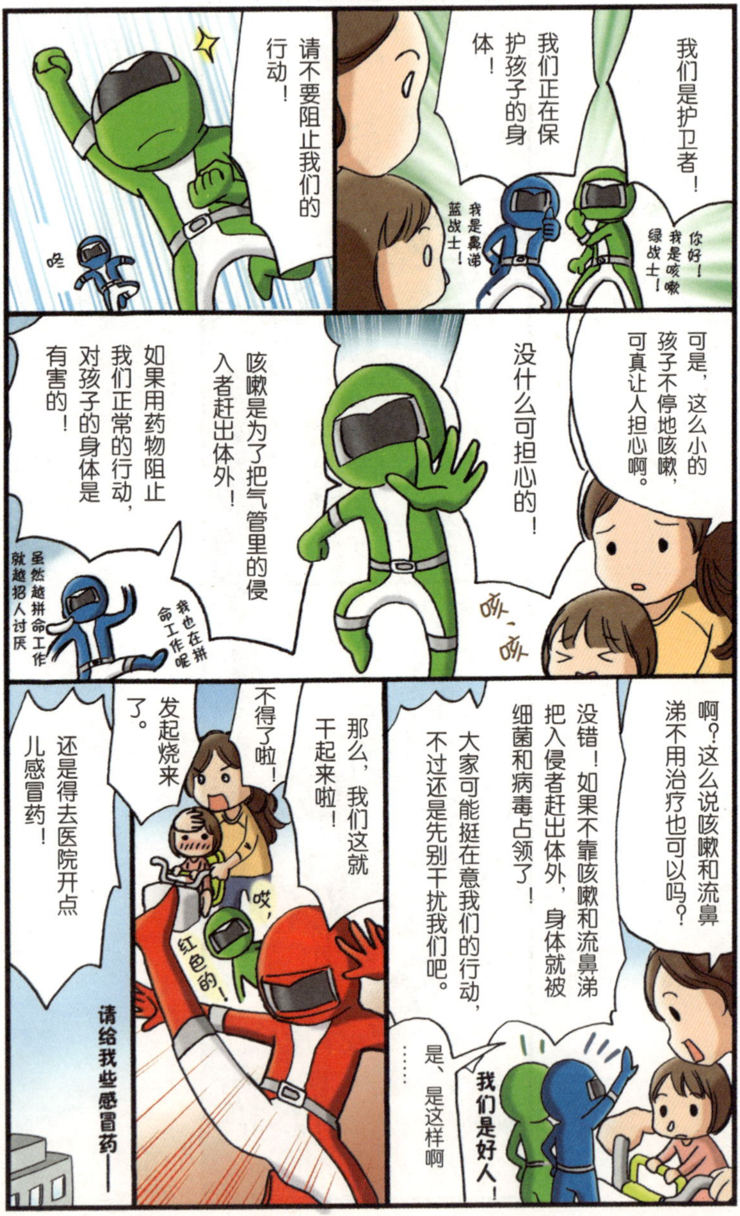
我们是护卫者！
你好！我是咳嗽绿战士！
我是鼻涕蓝战士！
我们正在保护孩子的身体！
请不要阻止我们的行动！
咚
可是，这么小的孩子不停地咳嗽，可真让人担心啊。
没什么可担心的！
咳、咳
咳嗽是为了把气管里的侵入者赶出体外！
如果用药物阻止我们正常的行动，对孩子的身体是有害的！
我也在拼命工作呢
虽然越拼命工作就越招人讨厌
啊？这么说咳嗽和流鼻涕不用治疗也可以吗？
没错！如果不靠咳嗽和流鼻涕把入侵者赶出体外，身体就被细菌和病毒占领了！
大家可能挺在意我们的行动，不过还是先别干扰我们吧。
是、是这样啊……
我们是好人！
那么，我们这就干起来啦！
不得了啦！发起烧来了。
哎，
红色的！
还是得去医院开点儿感冒药！
请给我些感冒药——

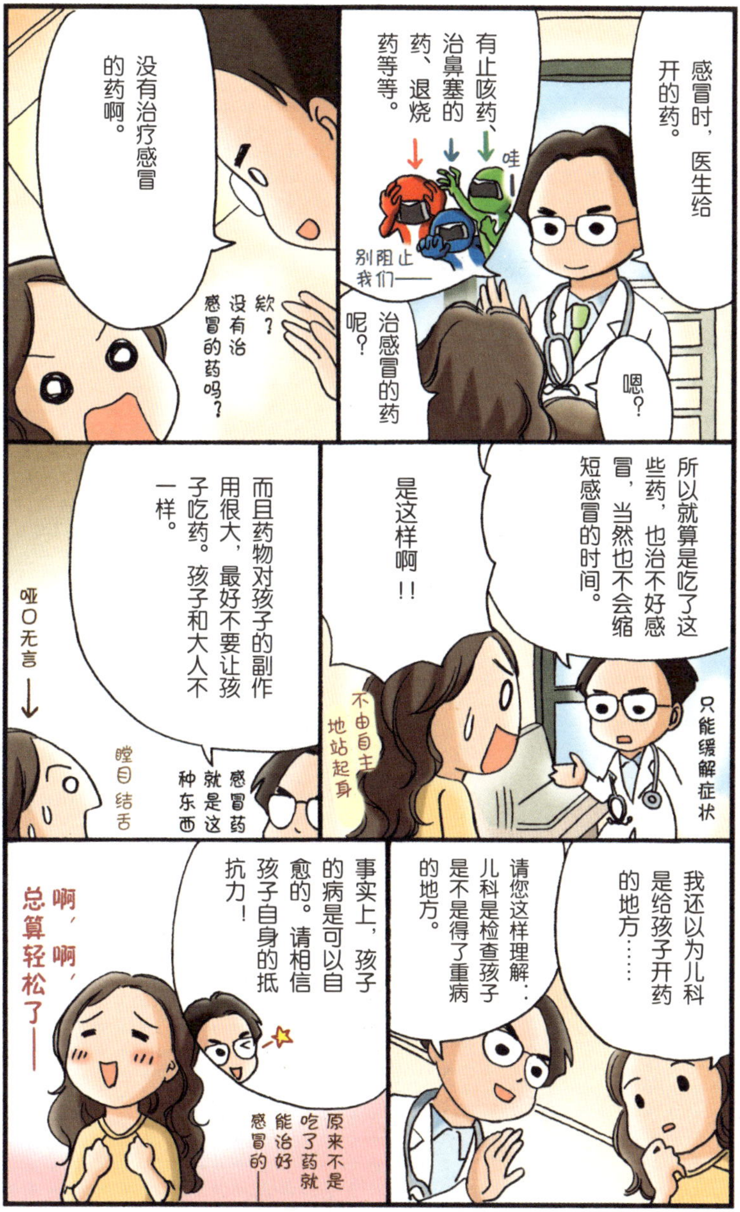
感冒时，医生给开的药。
有止咳药、治鼻塞的药、退烧药等等。
哇—
别阻止我们——
嗯？
治感冒的药呢？
没有治疗感冒的药啊。
欸？没有治感冒的药吗？
所以就算是吃了这些药，也治不好感冒，当然也不会缩短感冒的时间。
只能缓解症状
是这样啊！！
不由自主地站起身
而且药物对孩子的副作用很大，最好不要让孩子吃药。孩子和大人不一样。
感冒药就是这种东西
哑口无言
瞠目结舌
我还以为儿科是给孩子开药的地方……
请您这样理解：儿科是检查孩子是不是得了重病的地方。
事实上，孩子的病是可以自愈的。请相信孩子自身的抵抗力！
原来不是吃了药就能治好感冒的——
啊，啊，总算轻松了——

你不可不知的儿科知识 5

孩子具有惊人的自愈能力

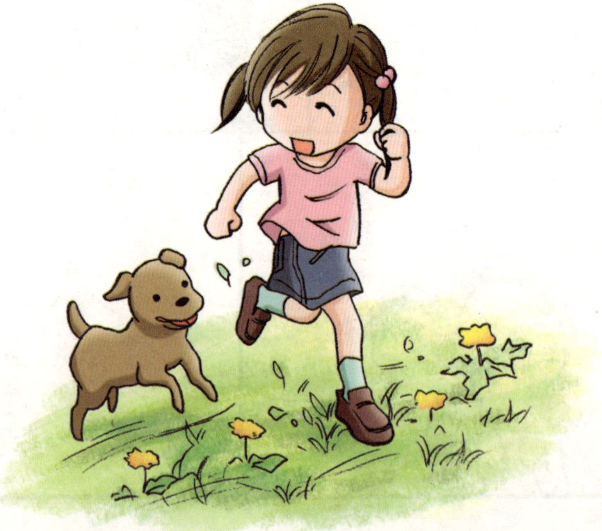

护理患儿最重要的是相信孩子的自愈能力。听到“自愈”这个词，可能有人以为这是一种治疗思路，也就是说“尽量不靠吃药来治病”。其实“自愈”并不是这样理解的，它的意思是身体自然恢复。

父母看到孩子因为生病而痛苦的样子，就会想方设法减轻孩子的痛苦。有些父母盼着孩子早日恢复健康，就千方百计地让孩子多吃东西，增强体力。

不过，大家可一定要注意了，我们这些当爸爸妈妈的在身体不舒服的时候，还会像平时一样进食吗？是不是不怎么吃东西呢？勉强让自己吃东西身体会觉得难受。那么孩子也是一样。另外，孩子也不会因为吃得多而恢复得快。这种时候请暂且把孩子的营养问题搁在一旁，先给孩子吃他们喜欢的和容易进食的东西。只要孩子想吃，什么东西都行。就算什么也不吃，孩子的体内也有营养储备，只要大量饮水就不会有什么问题。

孩子可能突然发高烧，症状也可能加重，不过恢复起来也很快。孩子具有惊人的恢复能力，几天之后，吃的就又和以前一样多了。

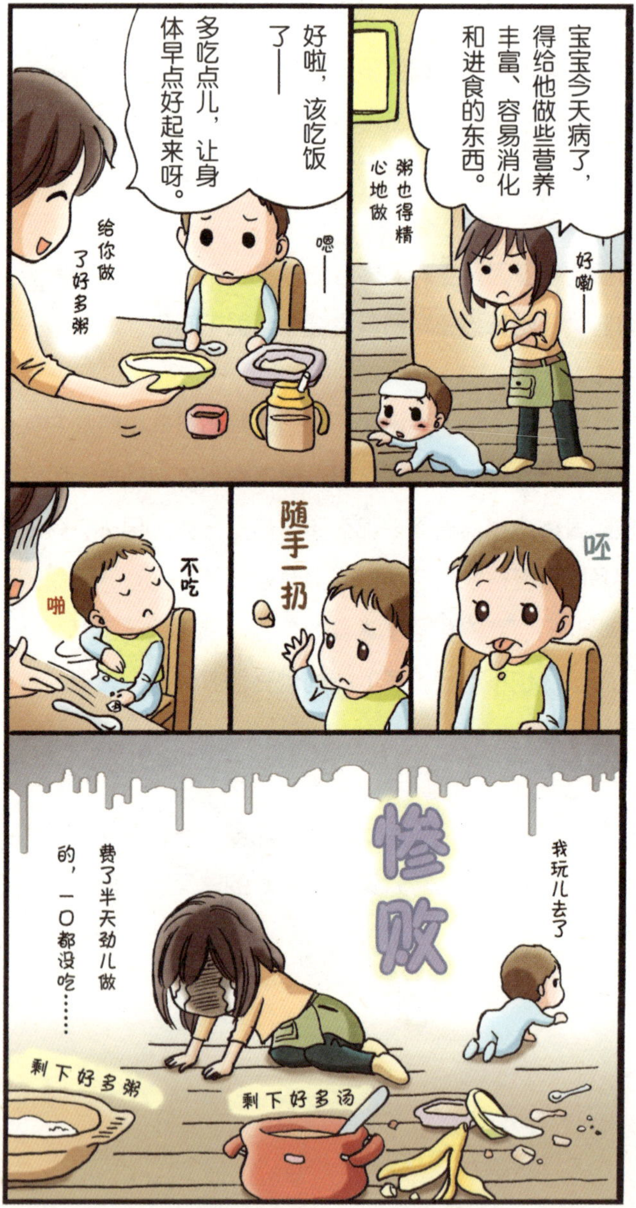
宝宝今天病了，得给他做些营养丰富、容易消化和进食的东西。
粥也得精心地做
好嘞——
好啦，该吃饭了——
多吃点儿，让身体早点好起来呀。
给你做了好多粥
嗯——
啪
不吃
随手一扔
呸
惨败
我玩儿去了
费了半天劲儿做的，一口都没吃……
剩下好多粥
剩下好多汤

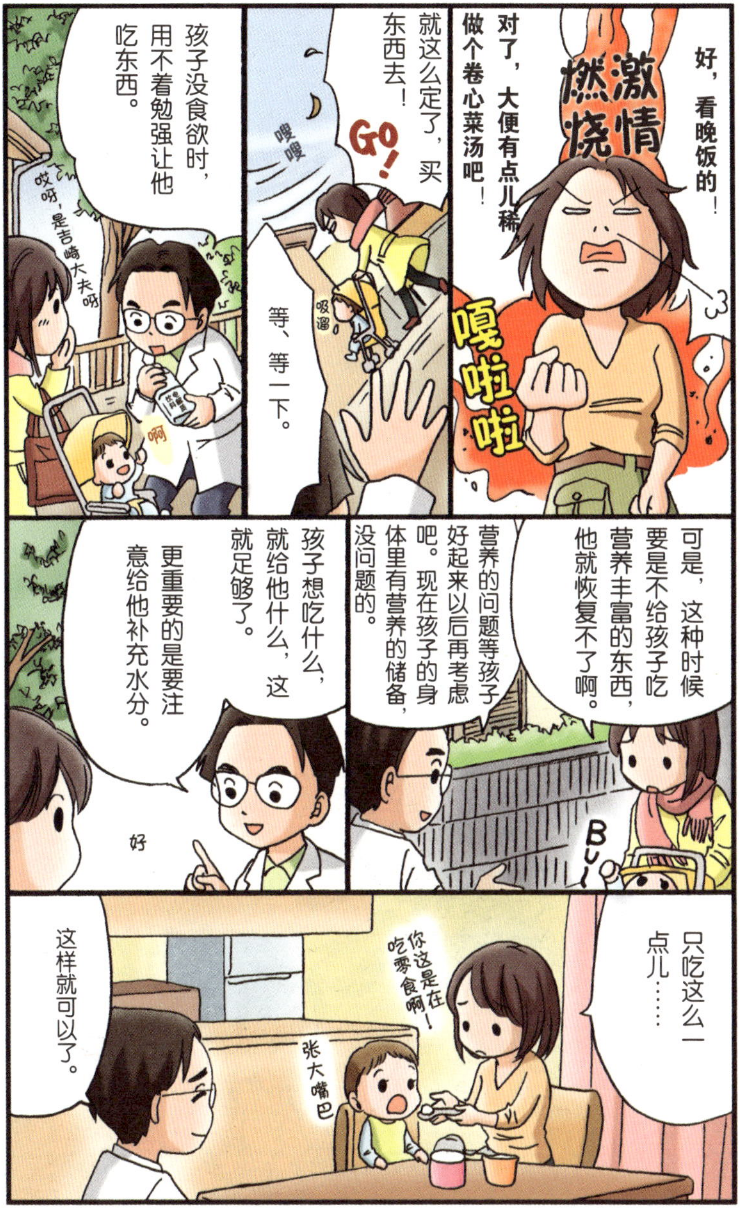
好，看晚饭的！
激情燃烧
嘎啦啦
对了，大便有点儿稀
做个卷心菜汤吧！
就这么定了，买东西去！
GO!
嗖嗖
吸溜
等、等一下。
孩子没食欲时，用不着勉强让他吃东西。
哎呀，是吉崎大夫呀
啊
可是，这种时候要是不给孩子吃营养丰富的东西，他就恢复不了啊。
营养的问题等孩子好起来以后再考虑吧。现在孩子的身体里有营养的储备，没问题的。
BU!
孩子想吃什么，就给他什么，这就足够了。
更重要的是要注意给他补充水分。
好
只吃这么一点儿……
你这是在吃零食啊！
张大嘴巴
这样就可以了。

你不可不知的儿科知识 6

了解病情的发展，安心护理患儿

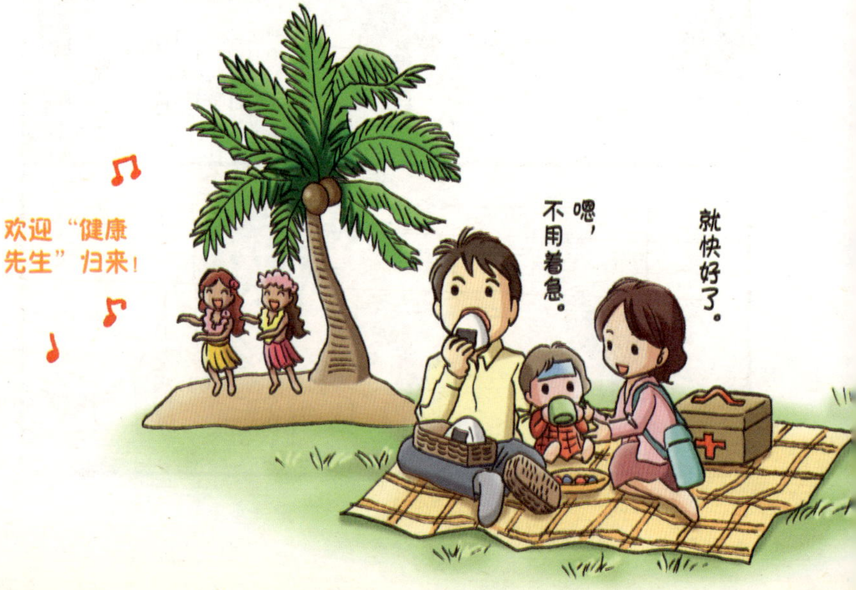

孩子确实具有惊人的恢复能力，不过周围人的支持也是必不可少的，其中爸爸妈妈起着巨大的作用。

我们希望孩子早点儿好起来，可遗憾的是不知道怎么做对孩子最有利。是维持现状还是应该再做点儿什么呢？父母们不知该如何是好，焦虑万分。

孩子接下来会出现什么症状？发烧将持续几天？只要让孩子摄取足够的水分，是不是在家休息就会好起来？——如果我们对这些了如指掌，就可以安心护理患儿了。

如果事先知道孩子的病要发 5 天高烧，那么即使 3 天过去了，烧还没有退下去，父母也不会担心“为什么烧还不退呢？”爸爸妈妈放心了，孩子也能安心地休息。因此，接下来了解病情的发展过程十分重要。

普通感冒发展的过程如下页所示。

健康 ▶ 依旧健康 ▶ 不太对劲儿 ▶

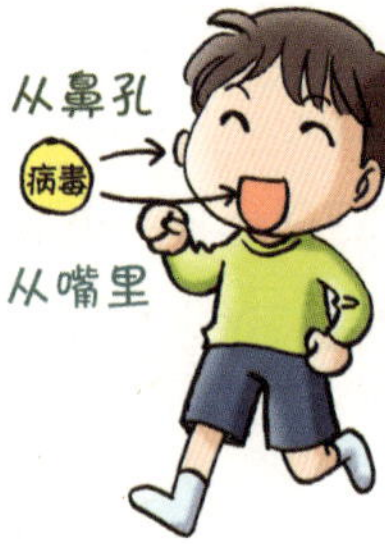
从鼻孔
病毒
从嘴里

病毒
从口鼻侵入

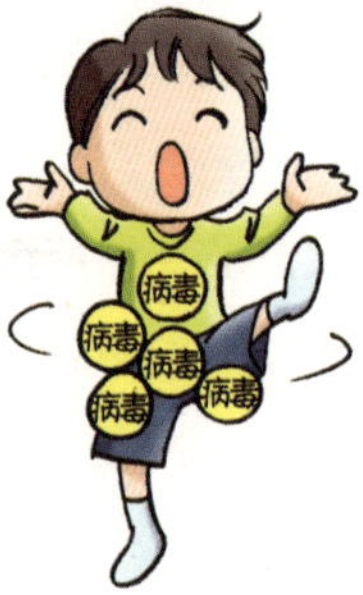

病毒
在体内繁殖

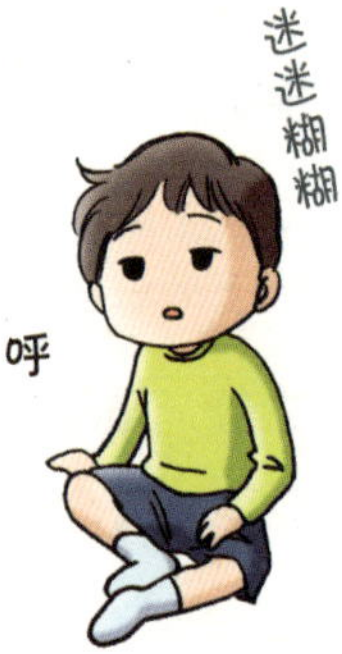
迷迷糊糊
呼

医学博士
准备开始进攻！！

改变正常
体温→发烧

了解普通感冒的
发展过程，从容
战胜疾病！

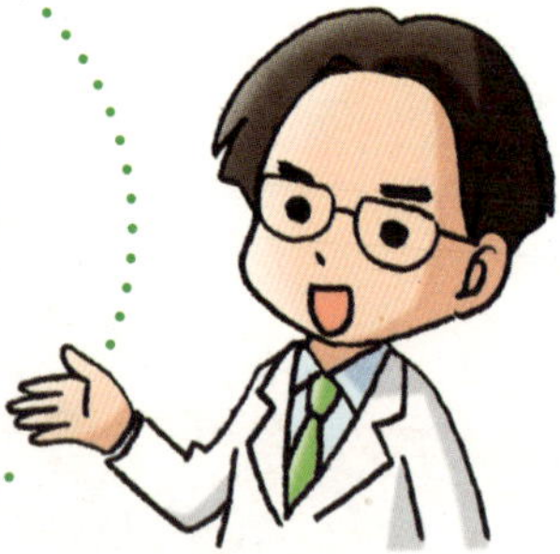

浑身发冷 ▶ **发热 疲劳** ▶ **退烧**

通常 2、3 天后

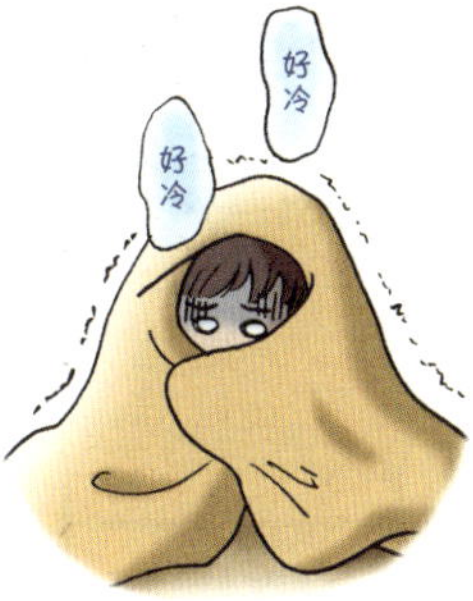
好冷
好冷

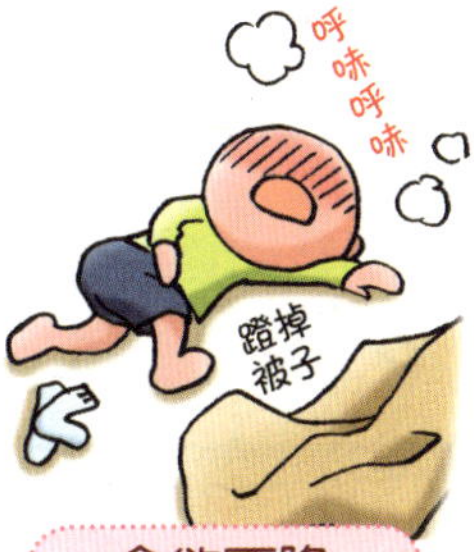
呼哧呼哧
蹬掉被子

食欲下降

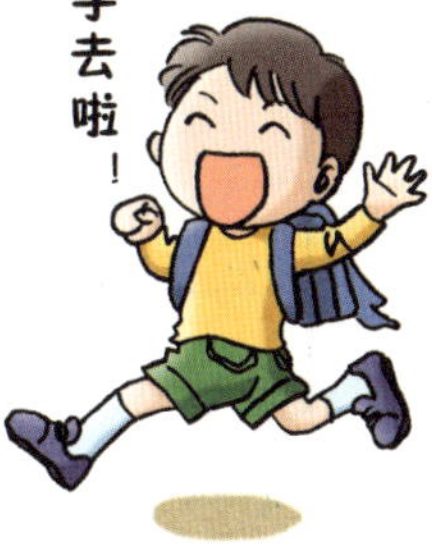
我上学去啦！

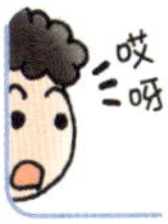
哎呀

保暖

由于肌肉小幅颤动（收缩）而发热→体温急剧上升

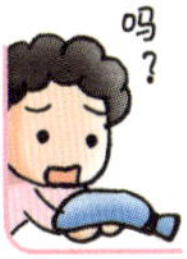
要冰枕吗？

降温

体温上升到极限

由于出汗和呼吸的蒸发作用，身体不断丧失水分。请注意补充水分。

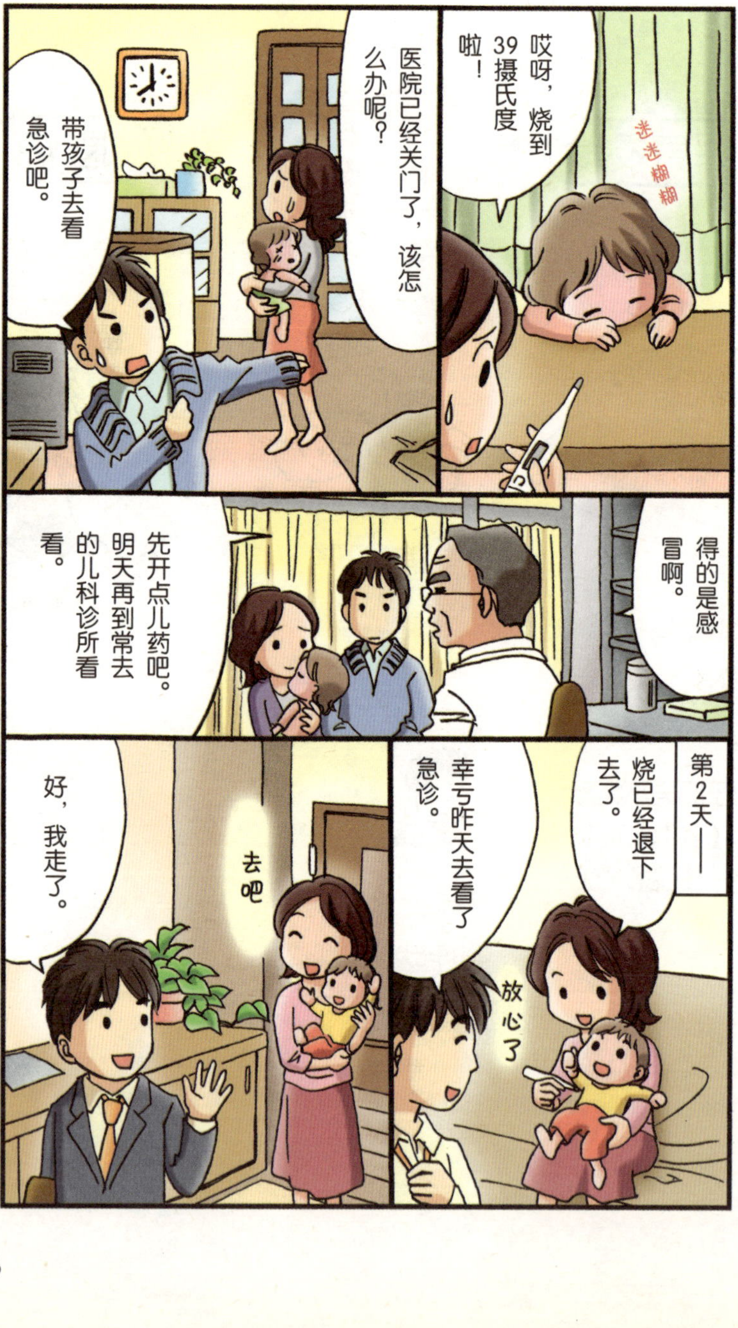
哎呀，烧到39摄氏度啦！
迷迷糊糊
医院已经关门了，该怎么办呢？
带孩子去看急诊吧。
得的是感冒啊。
先开点儿药吧。明天再到常去的儿科诊所看看。
第2天——
烧已经退下去了。
幸亏昨天去看了急诊。
放心了
好，我走了。
去吧

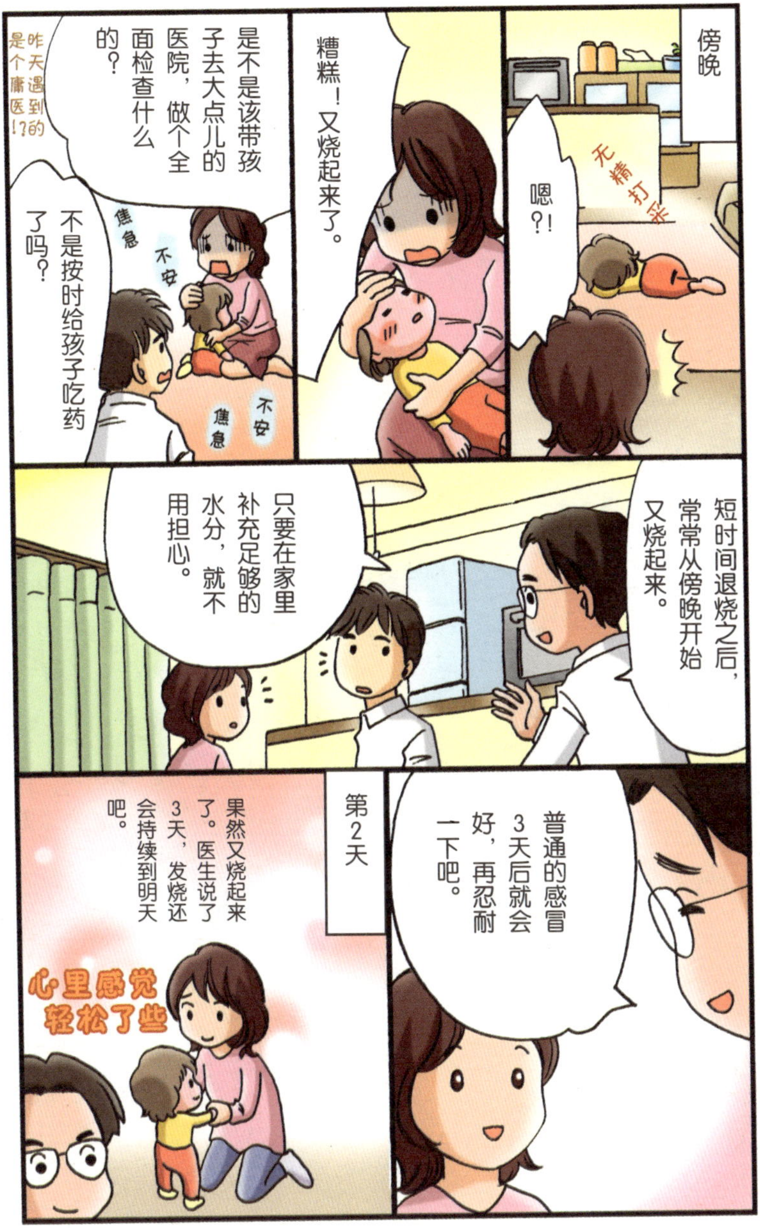
傍晚
无精打采
嗯?!
糟糕！又烧起来了。
是不是该带孩子去大点儿的医院，做个全面检查什么的？
昨天遇到的是个庸医!?
焦急
不安
不是按时给孩子吃药了吗？
不安
焦急
短时间退烧之后，常常从傍晚开始又烧起来。
只要在家里补充足够的水分，就不用担心。
普通的感冒3天后就会好，再忍耐一下吧。
第2天
果然又烧起来了。医生说了3天，发烧还会持续到明天吧。
心里感觉轻松了些

你不可不知的儿科知识 7

家庭护理的关键在于"水"

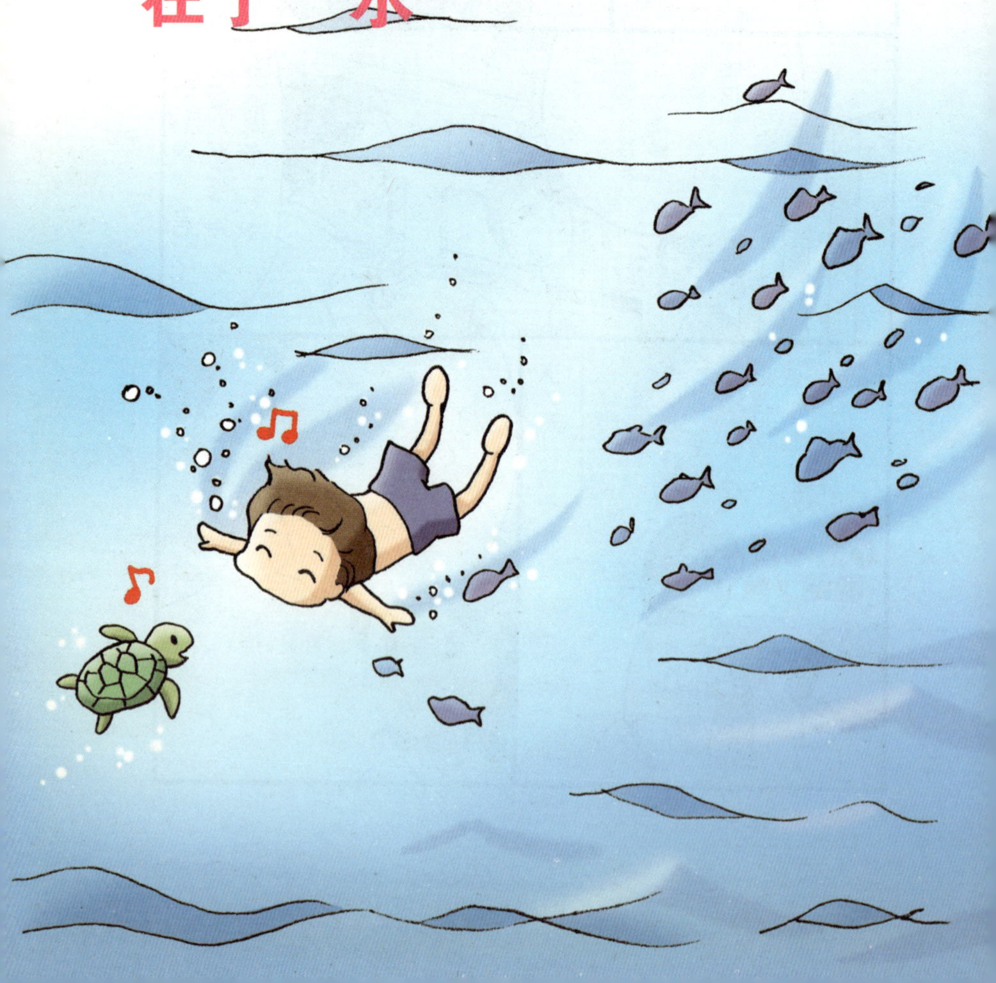

护理患儿还有一件重要的事，那就是“用水滋润身体”。

“水”是家庭护理的关键字。

发烧、咳嗽不止、鼻涕很多、腹泻严重、大便干燥、被皮肤问题所困扰、烧烫伤、跌倒擦破皮肤——在任何一种情况下，护理的关键都是“如何巧妙地补充水分”，而绝不是“服药”。*

下面我们就来介绍一下孩子出现发烧、咳嗽、呕吐、腹泻等不同症状时，具体需要怎样护理。

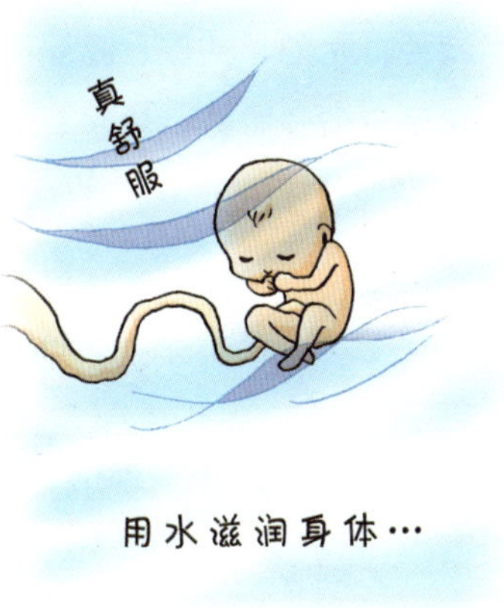

* 医生开的药，请遵医嘱服用。

小专栏

人体是由水构成的

人体几乎是由水构成的。在日常生活中，由于出汗和呼吸，我们身体里的水分在不知不觉中流失。因此我们每天都要通过饮食补充水分，并且将摄入的多余水分以尿液的形式排出。

由于剧烈运动或疾病导致身体丧失 2%~3%* 的水分时，身体就会向我们发出口渴的预警；如果丧失 4%~5%* 的水分，身体就会发出疲劳、无力、头痛、眩晕的警报。我们的身体对水分变化的反应十分灵敏，总是努力将体内的水分保

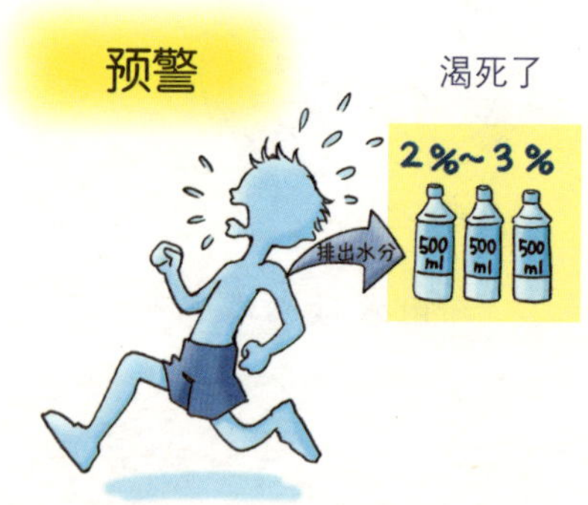

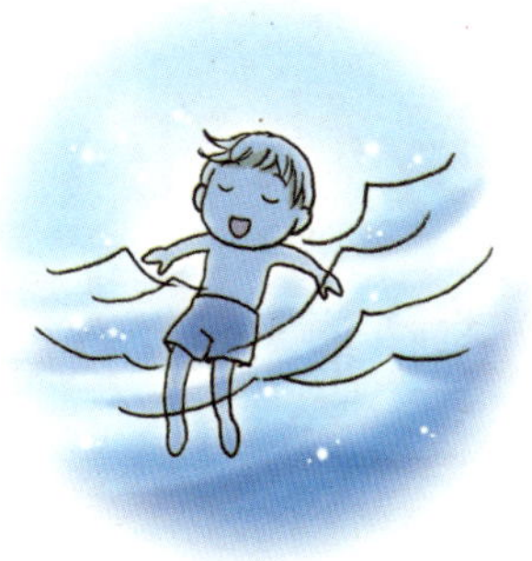

持在一定的水平。

没有水，人便无法生存。身体得以保持一定的温度也是水的作用。肺部吸入氧气，排出二氧化碳；将营养物质和氧气输送到身体的各个器官;帮助消化吸收、促进新陈代谢、将废物排出体外——这一切都少不了水的作用。

警报 疲劳、无力、头痛、眩晕

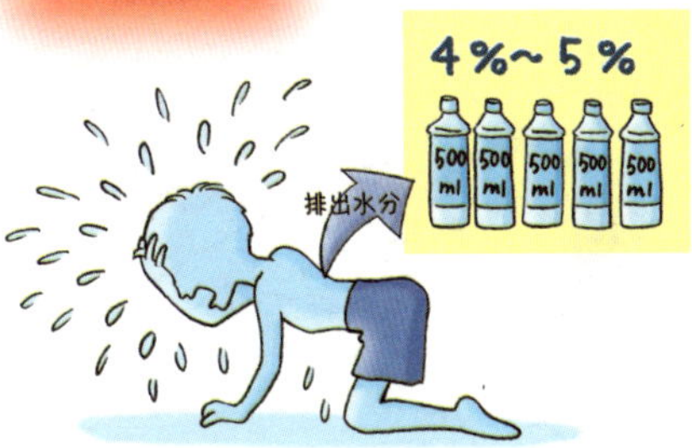

* 占体重的百分比。如果一个人的体重为 50 公斤，那么 2%~3% 则相当于 500 毫升宝特瓶 2~3 瓶的水量。

发烧 症状分类 |RED|

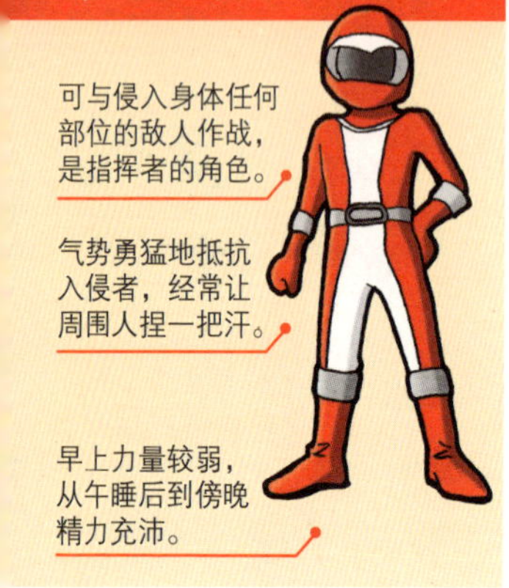

可与侵入身体任何部位的敌人作战，是指挥者的角色。
气势勇猛地抵抗入侵者，经常让周围人捏一把汗。
早上力量较弱，从午睡后到傍晚精力充沛。

发烧说明身体在和病毒、细菌作战

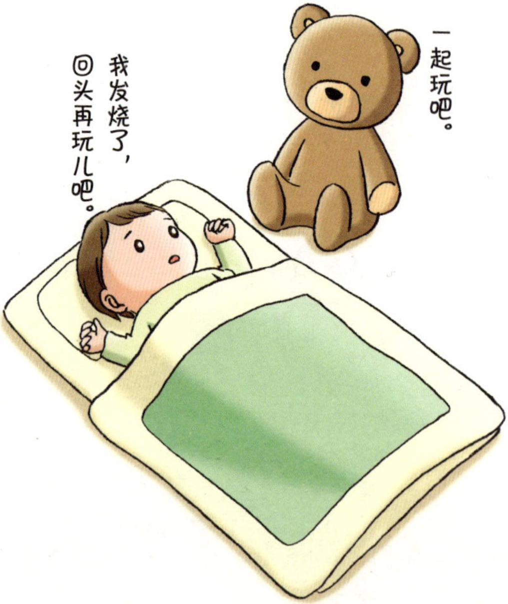

一起玩吧。
我发烧了，回头再玩儿吧。

发烧时不必惊慌

家长带孩子来儿科就诊最主要的原因就是发烧。发烧是孩子生病时让爸爸妈妈最担心的症状，可实际上发烧并不是坏事，而是身体为了有效地抵抗致病的病毒和细菌而产生的一种自卫反应。能使身体舒适活动的体温，对于病毒和细菌来说也是最适合的温度。体温上升后，病毒和细菌就难以活动了。反过来说，免疫细胞随着体温的上升而被激活，因此体温升高对于身体是有利的。为了和细菌、病毒作战，大脑便会发出升高体温的指令。明白了这一点的话，我们的心里就会感到踏实一些。

孩子在 2 岁之前，37.5 摄氏度以下为正常体温，超过 38.0 摄氏度为发烧，37.5~37.9 摄氏度为低烧。洗澡、哺乳、进食、哭泣以及玩耍后，体温都会升高。即使是 38 摄氏度以上也不要着急，可以等孩子安静下来以后再测一次体温。

发烧的标准

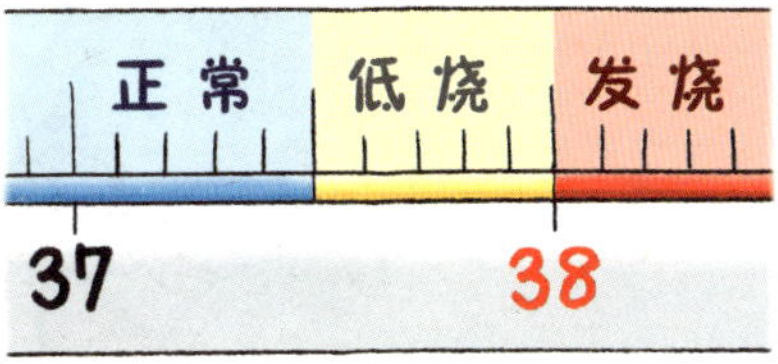

（体温计）

孩子发烧有时会超过 40 摄氏度

孩子发烧和大人不同的是，孩子的体温容易升得很高，有时会超过 40 摄氏度，爸爸妈妈只要看一眼体温计很可能就会被吓晕。大人发烧大概是不会超过 40 摄氏度的。为什么孩子和大人如此不同呢？

这是因为孩子身体的调节功能还不够完善。随着孩子身体的发育，调节功能日益完善，就不会再出现这样的高烧了。

对于是否立即就诊犹豫不决时……

即使知道发烧并不是坏事，可是看到孩子痛苦的样子，我们还是不由得感到忧心忡忡。是应该马上就诊，还是让孩子在家里休息到第二天早上，很多时候我们还是犹豫不决。选择就诊，一想到等候的时间，还有可能被传染上其他疾病，我们就会心生不安。

判断的标准是这样的：只要出生后已满 3 个月，孩子的精神也不

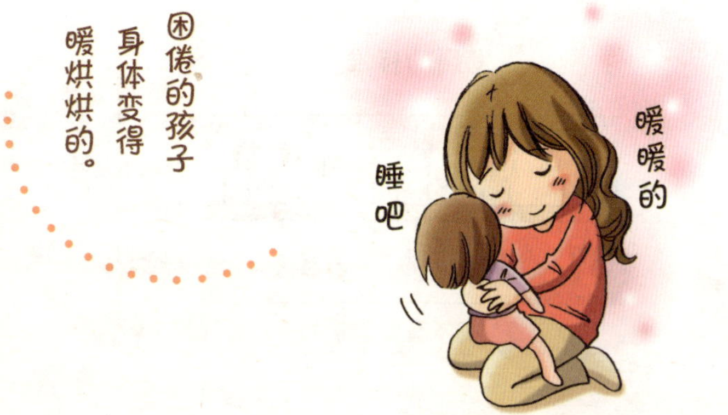

困倦的孩子身体变得暖烘烘的。
睡吧
暖暖的

错，即使发烧也不必急着去医院。“精神好”的意思是，孩子和平时一样吃、喝、睡、玩儿。记不清这个标准最早是由谁提出来的了，不过它简明扼要地表达了判断是否要带孩子立即就诊的要点。

婴儿在身体不舒服时，吃母乳或配方奶的量会减少，而且难以入睡，或是睡前不停地吵闹，刚睡着很快又会醒来。他们对周围的大人和玩具失去兴趣，手脚的活动和哭声也不再强劲有力。孩子的表达方式是直白的，他们不会像大人那样忍受着痛苦强颜欢笑，或是强打精神四处活动。从这方面来讲，婴儿是非常容易了解的。

常常听人说“出生后不满 3 个月的婴儿发烧要特别注意”，这是因为出生后的 3 个月内，婴儿的抵抗力和身体的自卫反应都很弱，很难表现出症状，所以开始生病时，除了发烧以外，看不出什么其他症

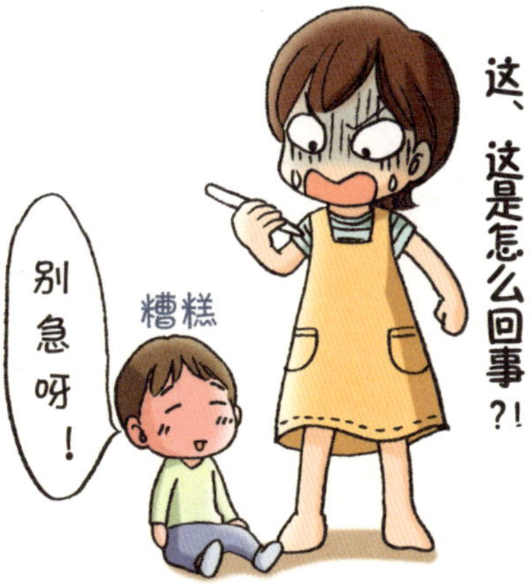

孩子的体温调节功能尚不完善，体温容易急剧上升。

状，因此仅凭吃、喝、睡、玩儿就不足以做出正确判断了。为慎重起见，我们建议父母还是马上带孩子就诊。婴儿得的并不一定是重病，父母不必过分担心。

最后，希望妈妈们发现孩子和平时不太一样时，重视自己的这种直觉。父母平时一直留意孩子的身体情况，孩子稍有变化就能有所察觉，父母的这种观察力有时甚至胜过儿科医生。也许父母们急匆匆地去看医生，可是却没有什么大问题。不过没关系，经历过几次失败以后，我们就能做出准确判断了。在这里想告诉父母们的是：在这种情况下去看医生是完全可以的。

烦恼的妈妈

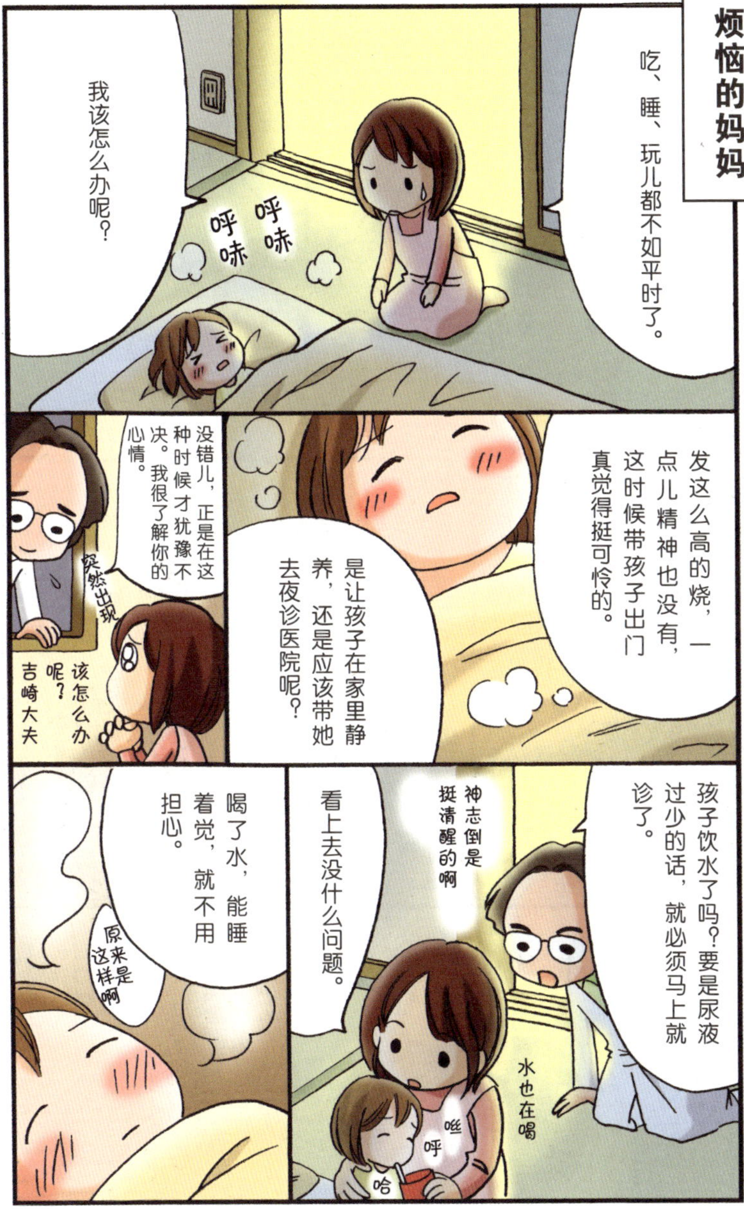

吃、睡、玩儿都不如平时了。
呼哧呼哧
我该怎么办呢？
发这么高的烧，一点儿精神也没有，这时候带孩子出门真觉得挺可怜的。
是让孩子在家里静养，还是应该带她去夜诊医院呢？
没错儿，正是在这种时候才犹豫不决。我很了解你的心情。
突然出现
吉崎大夫
该怎么办呢？
孩子饮水了吗？要是尿液过少的话，就必须马上就诊了。
神志倒是挺清醒的啊
看上去没什么问题。
水也在喝
咝
呼
哈
喝了水，能睡着觉，就不用担心。
原来是这样啊

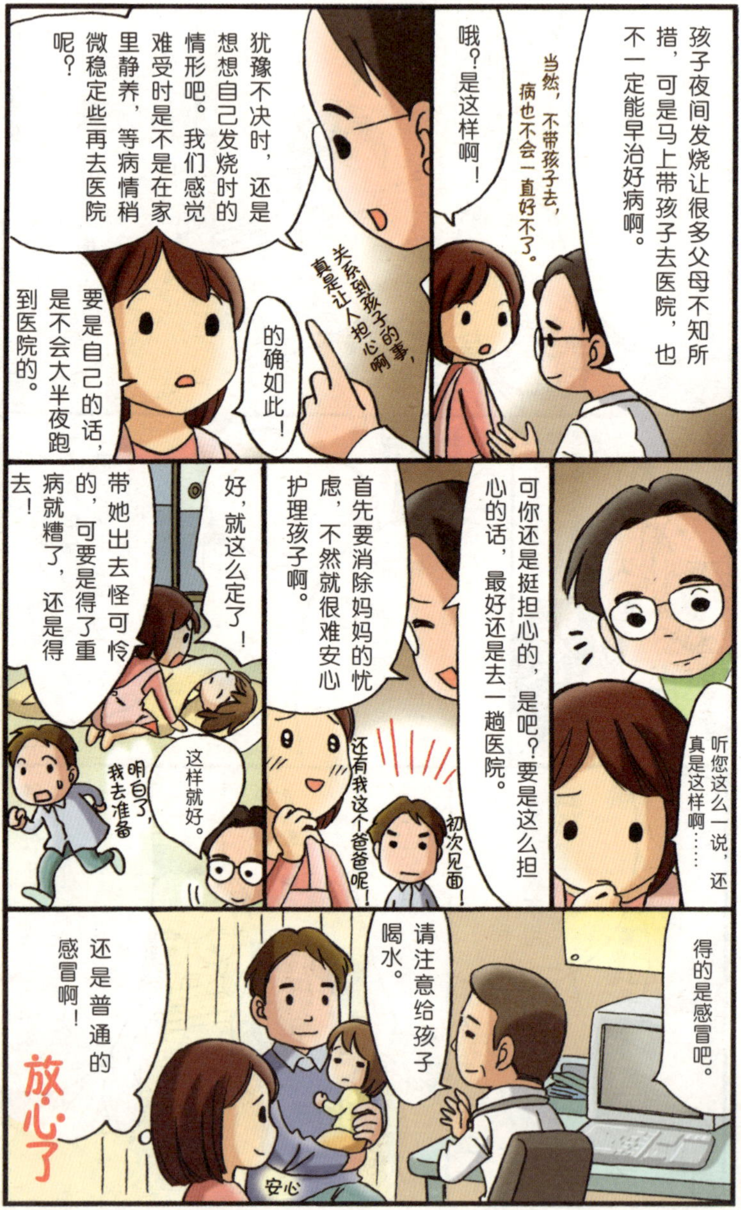
孩子夜间发烧让很多父母不知所措，可是马上带孩子去医院，也不一定能早治好病啊。
当然，不带孩子去，病也不会一直好不了。
哦？是这样啊！
犹豫不决时，还是想想自己发烧时的情形吧。我们感觉难受时是不是在家里静养，等病情稍微稳定些再去医院呢？
关系到孩子的事，真是让人担心啊
的确如此！
要是自己的话，是不会大半夜跑到医院的。
听您这么一说，还真是这样啊……
可你还是挺担心的，是吧？要是这么担心的话，最好还是去一趟医院。
首先要消除妈妈的忧虑，不然就很难安心护理孩子啊。
还有我这个爸爸呢！
初次见面！
好，就这么定了！
带她出去怪可怜的，可要是得了重病就糟了，还是得去！
这样就好。
明白了，我去准备
得的是感冒吧。
请注意给孩子喝水。
还是普通的感冒啊！
放心了
安心

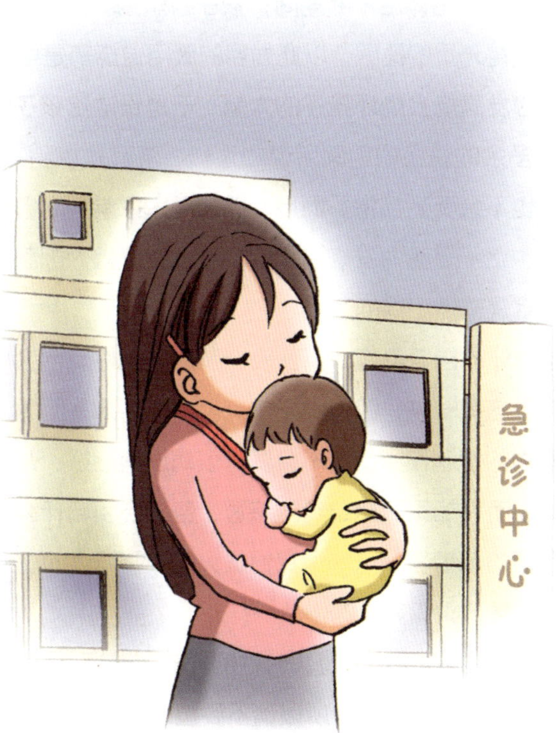
急诊中心

退烧药治不好病

不服用退烧药，病也会如期好转，所以不用给孩子服退烧药。不过在退烧药发挥作用体温下降期间，孩子会感觉舒服些，便于孩子补充水分并且获得充足的睡眠，以此为目的服用退烧药是可以的。

有人担心发高烧会烧坏孩子的大脑，于是设法给孩子降温，其实这种担心是多余的。正如前面所说的那样，就算是烧到 40 摄氏度，孩子的大脑也不会受到损害。而且，即使是大家常担心会侵害大脑的“脑膜炎”，也绝不是因为发烧引起的。脑膜炎是因为细菌侵入脑膜而发病，和感冒是截然不同的病症。

发烧是身体的自卫反应，用药物控制症状恐怕反倒会拖延恢复的时间。另外，这样一来，我们也无法判断体温下降是因为身体恢复了，还是因为药物的控制作用。会不会有时候病没有治好，却让我们误认为已经治好了呢？如果只是单纯的感冒，倒不会引起什么问题，可是万一患上了重病就糟了。这就像我们嫌火灾报警器太吵，于是关掉它的开关，结果导致火灾蔓延的惨状一样。

另外，退烧药的效果也只是暂时性的。药效一过，体温将再次上升。不过这并不意味着病情恶化，所以请不要担心。发烧通常持续 2~3 天，如果体内升高体温的力量强过退烧药的作用，退烧药就几乎发挥不出什么效果，体温也降不到正常。幼儿有时即使发着高烧也会四处跑来跑去，只要他们的精神状态良好，就无需给孩子服用退烧药。

---

* 婴幼儿患的细菌性脑膜炎，有三分之二是由于“B 型流感病毒”引起的。这种病毒的疫苗（HIB 疫苗）从 2008 年 12 月起在日本可自主选择接种。

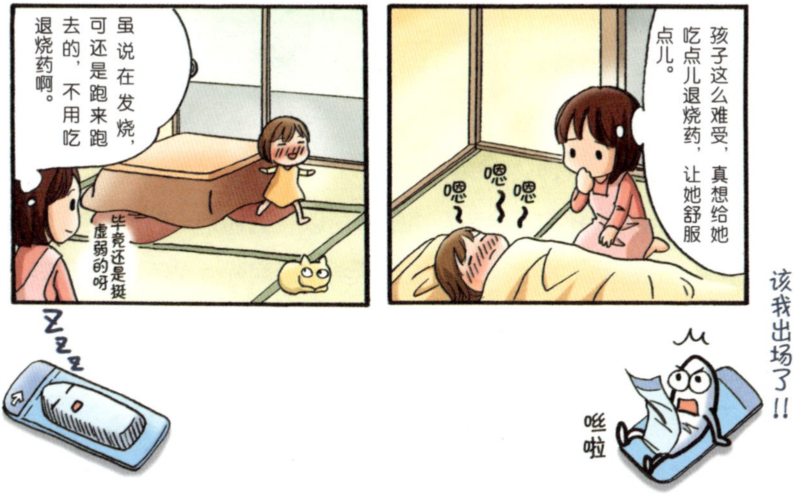

孩子这么难受，真想给她吃点儿退烧药，让她舒服点儿。
嗯~
嗯~
嗯~
虽说在发烧，可还是跑来跑去的，不用吃退烧药啊。
毕竟还是挺虚弱的呀
Z Z Z
该我出场了!!
咝啦

突然发烧时引起的痉挛

热痉挛是在突然发高烧时出现的。孩子刚才还精力充沛地跑来跑去，突然间就发生了痉挛。有时我们在痉挛发生后才意识到孩子发烧了。这种情况是猝不及防的，所以我们不用责怪自己，埋怨自己的疏忽导致了孩子发生痉挛。

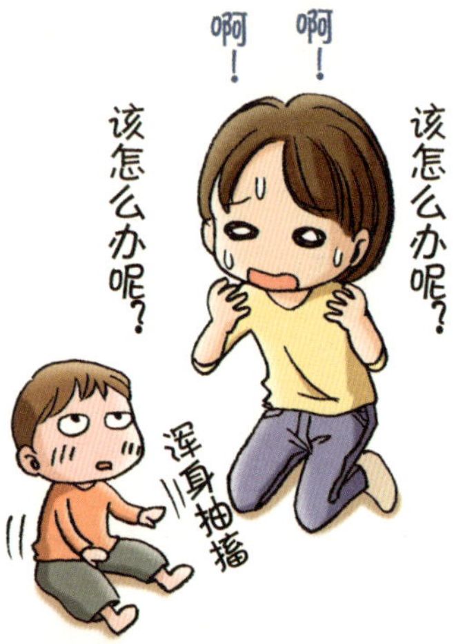

啊！
啊！
该怎么办呢？
该怎么办呢？
浑身抽搐

这种病没有生命危险，冷静下来看看情况吧。

另外，有人认为只有患上特殊疾病的极少数孩子才会发生痉挛，而实际上大约 7%~8% 的日本人都经历过热痉挛，可见这是一种极其常见的病症。

特别是初次看到孩子出现热痉挛症状时，任何人都会惊慌失措，不过热痉挛在 5 分钟之内就会自然消失，而且这种病症不会危及生命，所以我们还是冷静地观察孩子的病情吧。也许有人担心孩子会咬到舌头，但实际上是不会出现这种情况的（热痉挛表现出的症状各式各样，如翻白眼儿、嘴里吐泡泡流口水、嘴角抽搐、手脚有节奏地抽动等。具体措施见 194 页的“痉挛”）。

如果热痉挛持续 5 分钟以上，或是痉挛停止但神志不清、目光呆滞、症状怪异时，就需要立刻接受医生的诊断，判断是热痉挛还是其他疾病。出现这种情况最好还是叫救护车。

感冒时真的能洗澡吗？

有人认为感冒时应该让孩子洗个澡出出汗，也有人认为还是不要让孩子洗澡为好。这可真是让人左右为难，我们到底该相信哪一种说法呢？

洗澡不会加重感冒病情，感冒也不会因为洗澡出汗而早日好转。

所以我们可以根据孩子想不想洗澡来决定。不过要注意洗澡时水不要太热，洗的时间不要过长。因为身体里的热气散不出去孩子会感觉难受；而且汗出多了，体内至关重要的水分也会流失。

如果不能洗澡，身上又有汗水感觉不舒服的话，可以用淋浴的喷头给孩子轻轻冲一冲（此时应注意不要让身体受凉），也可以用拧干的湿毛巾给孩子擦擦身体。

感冒时不能洗澡的说法大概是以前流传下来的，因为那时很多人家里没有浴室，需要到公共浴室去，回来的路上容易着凉。

此外，用出汗的办法治感冒也是一种根深蒂固的错误认识，这是因为人们顽固地认为出汗对身体有好处。的确，身体健康时通过健身的方式让身体流些汗是很爽快的，但感冒时设法让身体出汗，不仅对身体没什么好处，而且还会因为身体失水过多，给病体雪上加霜。人体有一种自然现象，这就是“感冒痊愈、体温恢复正常时就会出汗”。这是因为病好后身体没必要继续保持高温，于是身体通过排汗的方式把热量排出体外。因此是感冒痊愈才出汗，而不是一出汗就能治好感冒。只看到出汗这一点就去模仿，想借此治好感冒，这是行不通的。

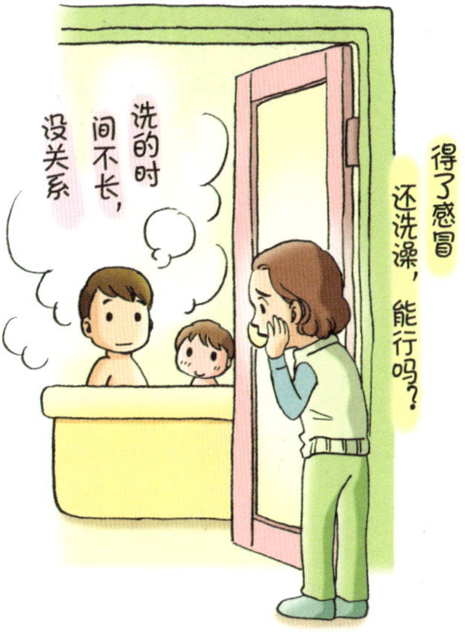

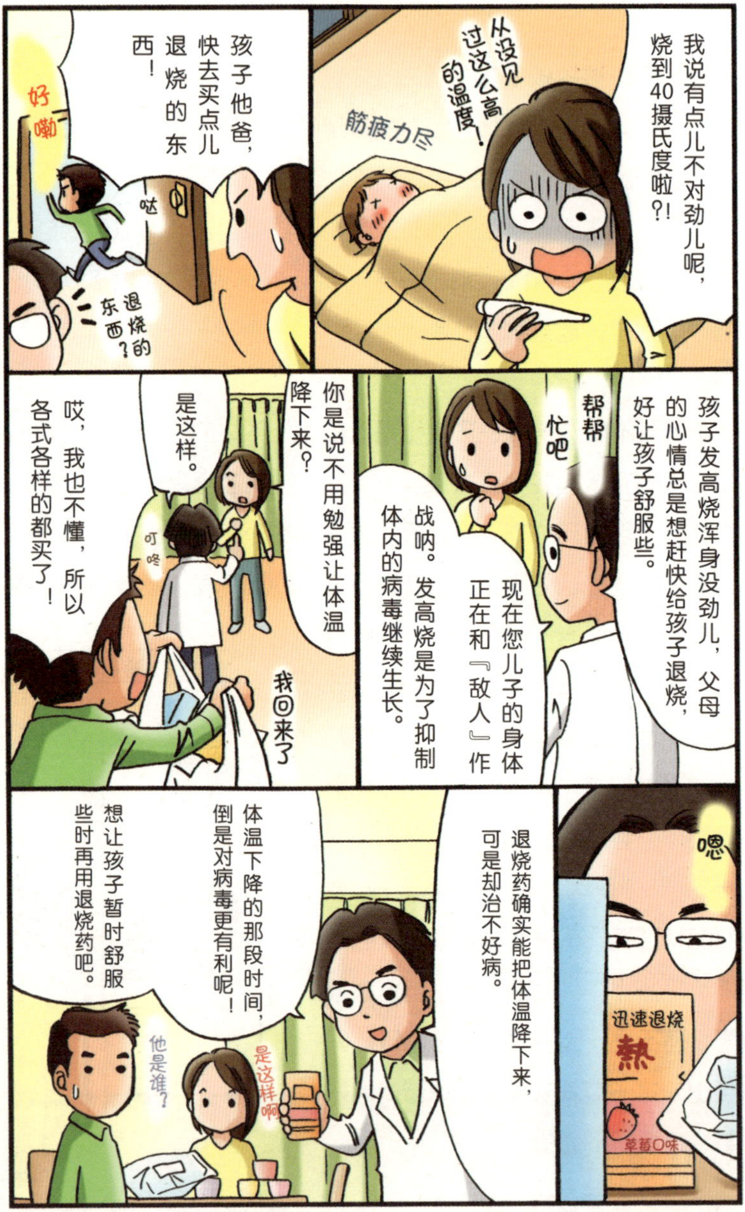
我说有点儿不对劲儿呢，烧到40摄氏度啦?!
从没见过这么高的温度！
筋疲力尽
孩子他爸，快去买点儿退烧的东西！
好嘞
哒
退烧的东西？
孩子发高烧浑身没劲儿，父母的心情总是想赶快给孩子退烧，好让孩子舒服些。
帮帮忙吧
现在您儿子的身体正在和『敌人』作战呐。发高烧是为了抑制体内的病毒继续生长。
你是说不用勉强让体温降下来？
是这样。
可咚
我回来了
哎，我也不懂，所以各式各样的都买了！
嗯
迅速退烧
熱
草莓口味
退烧药确实能把体温降下来，可是却治不好病。
体温下降的那段时间，倒是对病毒更有利呢！
想让孩子暂时舒服些时再用退烧药吧。
是这样啊
他是谁？

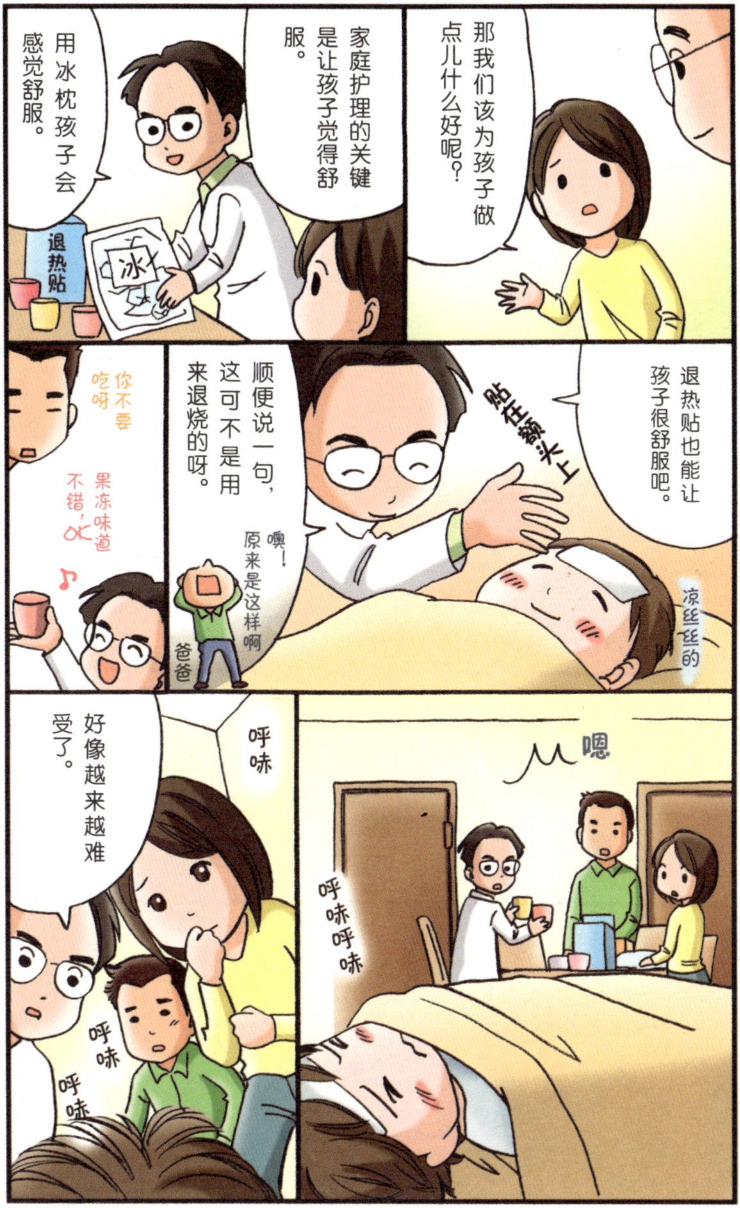
那我们该为孩子做点儿什么好呢？
家庭护理的关键是让孩子觉得舒服。
用冰枕孩子会感觉舒服。
冰
退热贴
退热贴也能让孩子很舒服吧。
贴在额头上
凉丝丝的
顺便说一句，这可不是用来退烧的呀。
噢！原来是这样啊
爸爸
你不要吃呀
果冻味道不错，OK
♪
嗯
呼哧呼哧
呼哧
好像越来越难受了。
呼哧
呼哧

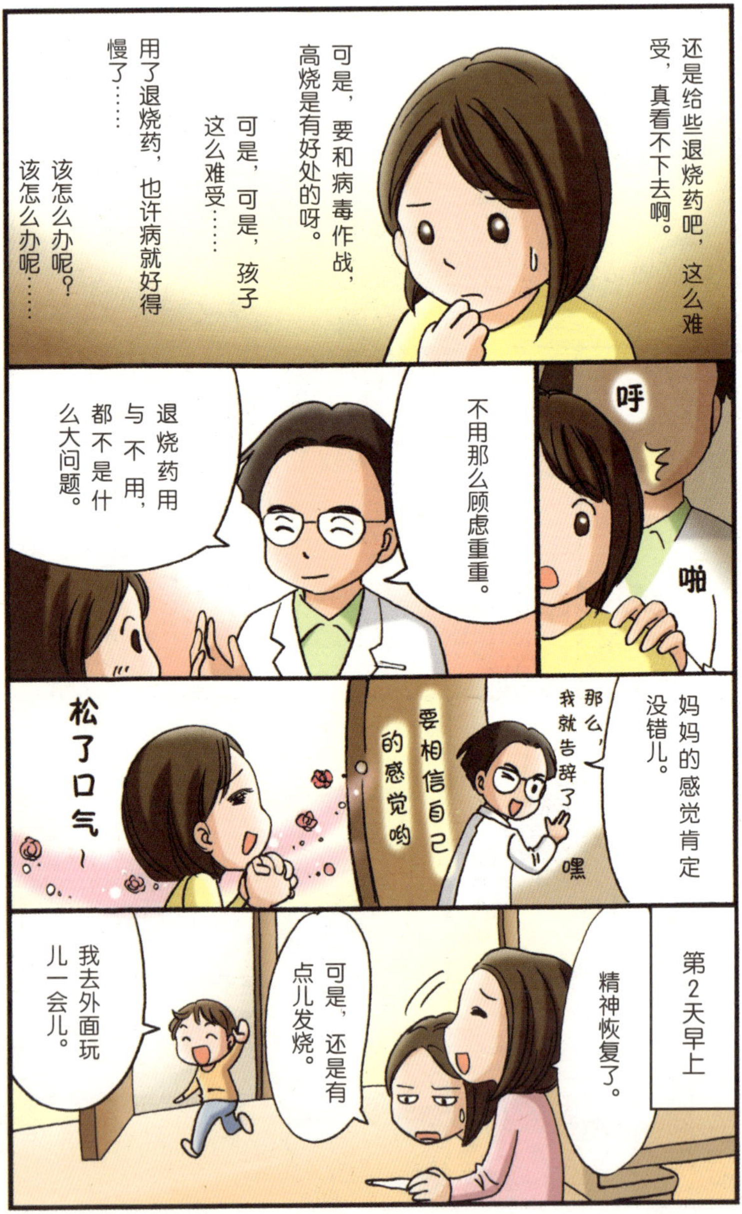
还是给些退烧药吧，这么难受，真看不下去啊。
可是，要和病毒作战，高烧是有好处的呀。
可是，可是，孩子这么难受……
用了退烧药，也许病就好得慢了……
该怎么办呢？
该怎么办呢……
呼
啪
不用那么顾虑重重。
退烧药用与不用，都不是什么大问题。
妈妈的感觉肯定没错儿。
那么，我就告辞了
嘿
要相信自己的感觉哟
松了口气～
第2天早上
精神恢复了。
可是，还是有点儿发烧。
我去外面玩儿一会儿。

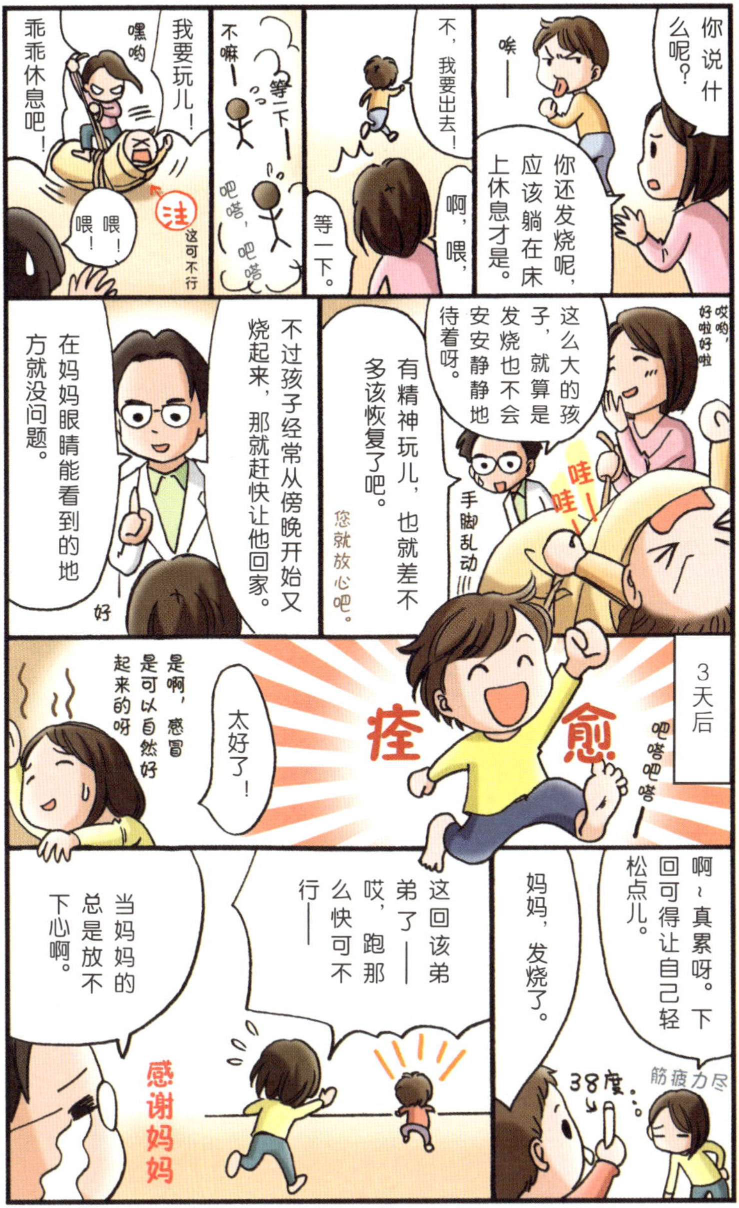
你说什么呢？
唉——
你还发烧呢，应该躺在床上休息才是。
不，我要出去！
啊，喂，
等一下。
等一下！
不嘛！
吧嗒，吧嗒
我要玩儿！
嘿哟
乖乖休息吧！
喂！喂！
注 这可不行
哎哟，好啦好啦
这么大的孩子，就算是发烧也不会安安静静地待着呀。
哇哇！
手脚乱动
有精神玩儿，也就差不多该恢复了吧。
您就放心吧。
不过孩子经常从傍晚开始又烧起来，那就赶快让他回家。
在妈妈眼睛能看到的地方就没问题。
好
3天后
吧嗒吧嗒
痊愈
太好了！
是啊，感冒是可以自然好起来的呀
啊～真累呀。下回可得让自己轻松点儿。
筋疲力尽
38度…
妈妈，发烧了。
这回该弟弟了——
哎，跑那么快可不行——
当妈妈的总是放不下心啊。
感谢妈妈

●关键是让孩子过得舒适

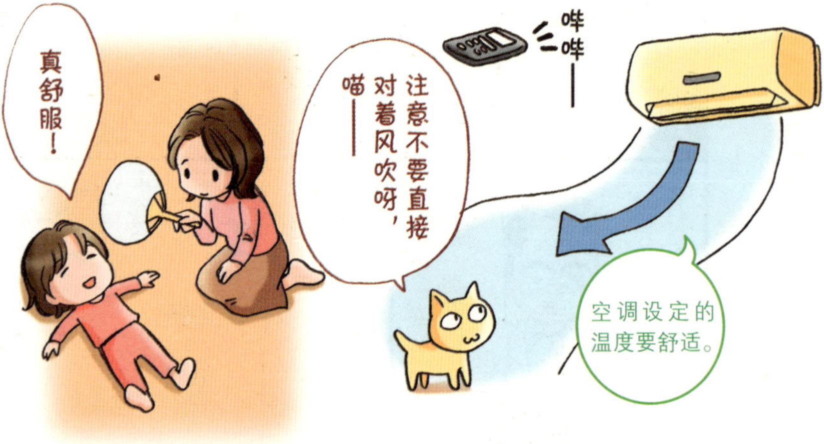

真舒服！
注意不要直接对着风吹呀，喵——
哔哔——
空调设定的温度要舒适。

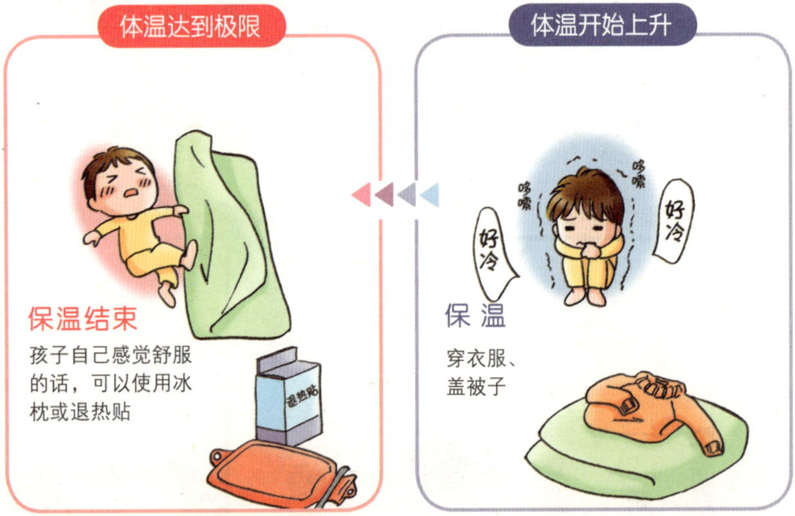

体温开始上升

穿衣服、盖被子
体温达到极限

孩子自己感觉舒服的话，可以使用冰枕或退热贴

（注）退热贴揭开后，有时会堵塞口鼻，引起窒息。特别是婴儿使用时，要特别注意。

多补充水分，给孩子吃他喜欢的食物

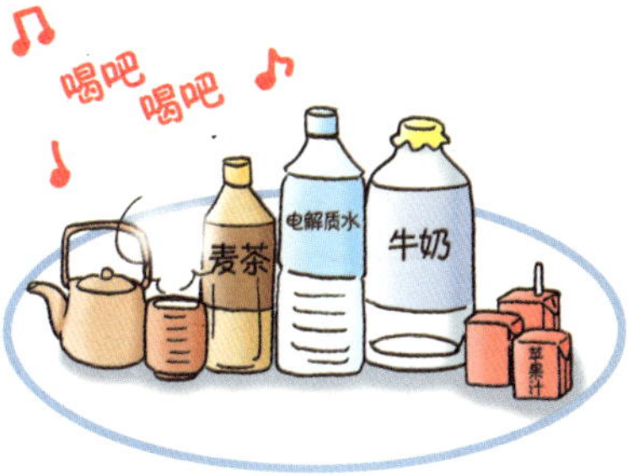
喝吧
喝吧
麦茶
电解质水
牛奶
苹果汁

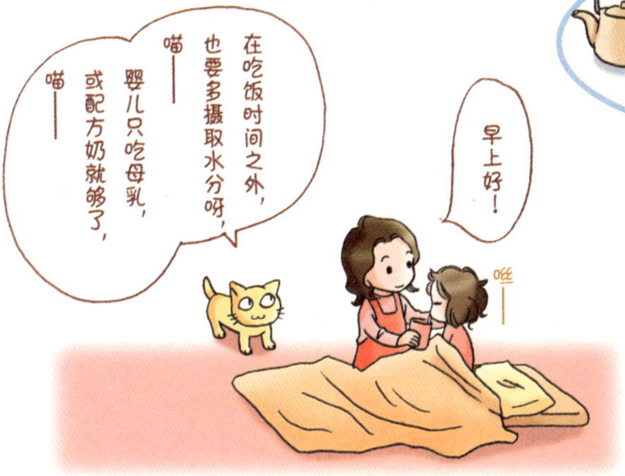
在吃饭时间之外，也要多摄取水分呀，喵——
婴儿只吃母乳，或配方奶就够了，喵——
早上好！
咝——

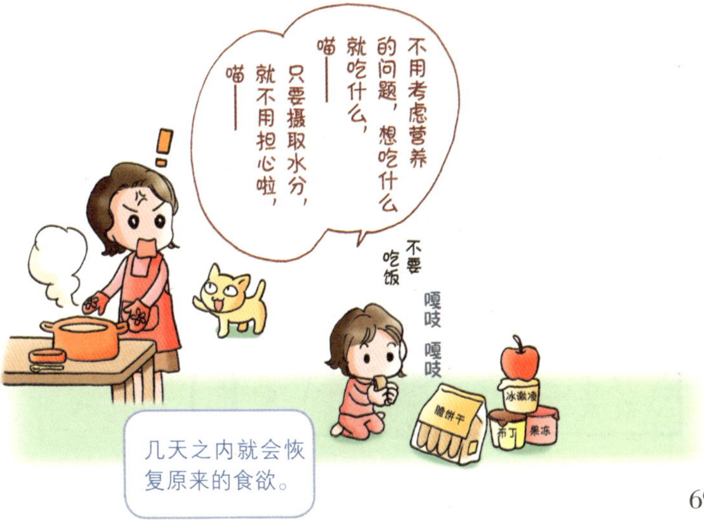
不用考虑营养的问题，想吃什么就吃什么，喵——
只要摄取水分，就不用担心啦，喵——
不要吃饭
嘎吱 嘎吱
冰激凌
脆饼干
布丁
果冻
几天之内就会恢复原来的食欲。

● 发烧时不用特意少穿衣服，或是穿厚衣服让身体出汗。出汗太多有可能脱水。

× 不管怎样，先捂汗。

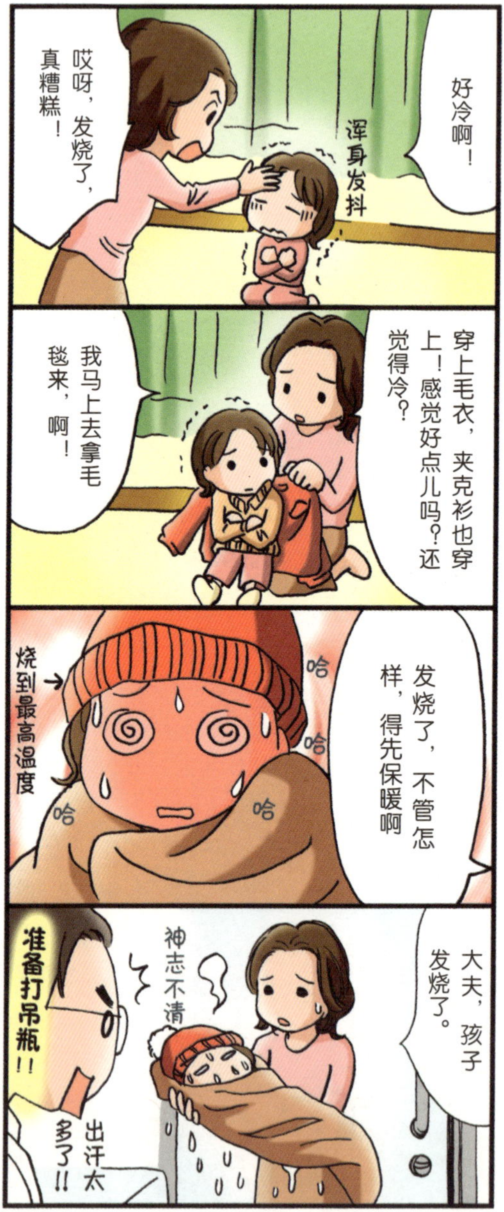
好冷啊！
浑身发抖
哎呀，发烧了，真糟糕！
穿上毛衣，夹克衫也穿上！感觉好点儿吗？还觉得冷？
我马上去拿毛毯来，啊！
发烧了，不管怎样，得先保暖啊
哈
哈
哈
哈
烧到最高温度
大夫，孩子发烧了。
神志不清
准备打吊瓶！！
出汗太多了！！

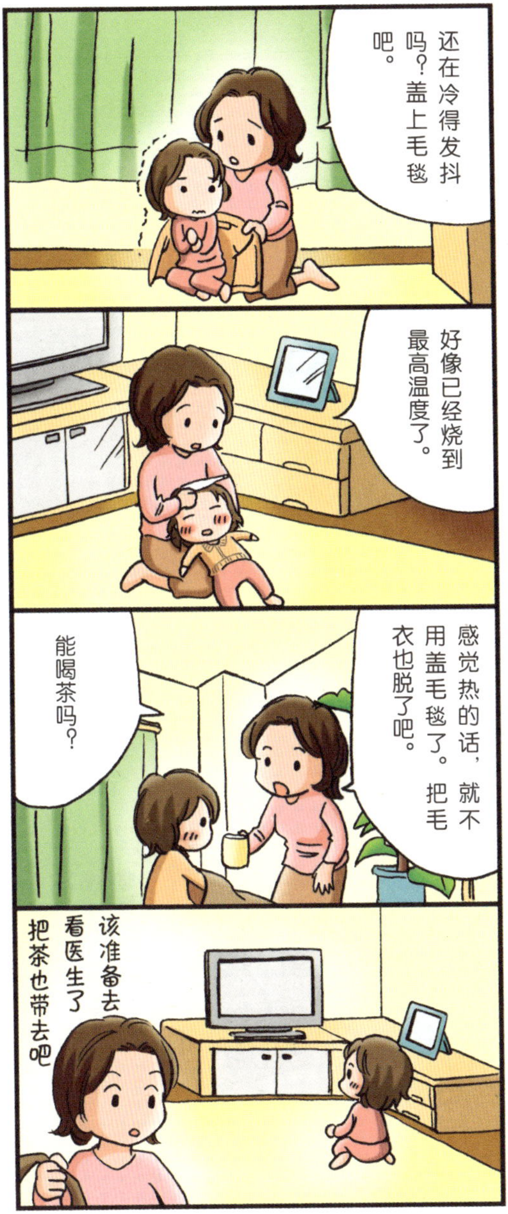

还在冷得发抖吗？盖上毛毯吧。
好像已经烧到最高温度了。
感觉热的话，就不用盖毛毯了。把毛衣也脱了吧。
能喝茶吗？
该准备去看医生了
把茶也带去吧

○ 发冷时注意保暖，感觉热时给身体降温。不要忘记补充水分。

咳嗽 症状分类 |GREEN|

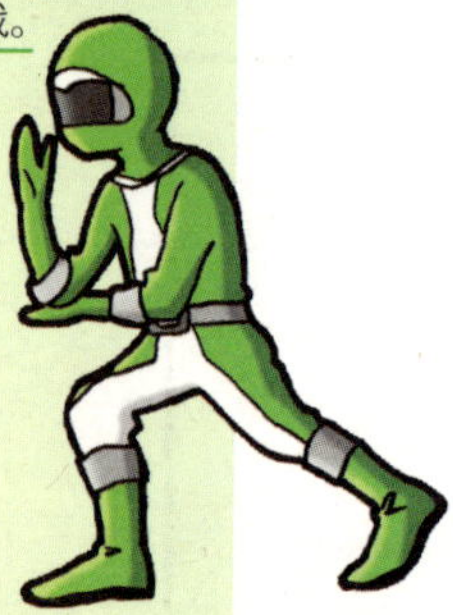

- 和入侵气管的敌人作战。
- 吭吭 吼吼 咔咔
  ——以各种形式出现。
- 早上和夜晚最活跃。
- 刚才还在深睡之中，突然间就醒过来吵吵闹闹，不过马上又进入酣睡状态。
- 赶走敌人后，有时还会继续咳嗽一段时间。

咳嗽是保护肺的看门人

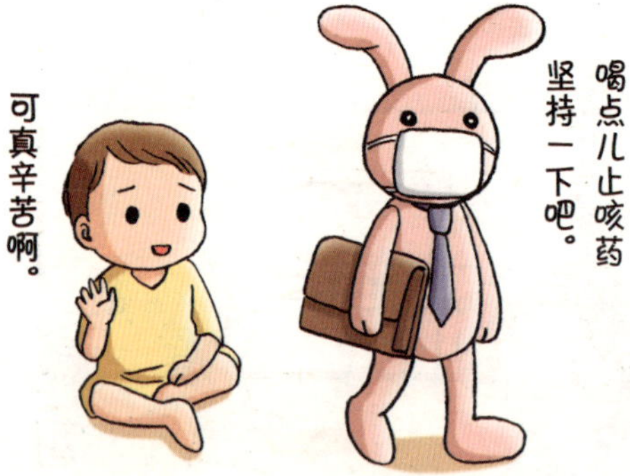

咳嗽时要注意“加湿、保温、补水”

孩子咳嗽，妈妈看着觉得心里难受，恨不得马上替孩子止住咳嗽。不过咳嗽是身体的一种反应，可以保护肺部不受鼻子吸入的尘土、扁虱、香烟、病毒和细菌的侵害，也可以把痰或是误入而堵塞气管的东西咳出来。要是有人不能咳嗽，立刻就会陷入呼吸困难的境地。

不过咳嗽却总是让妈妈们讨厌——“孩子不停地咳嗽，好不容易喝下去的奶又都吐出来了”、“好不容易快睡着了，咳得难受，又醒过来了”。咳嗽是不会恶化为肺炎或哮喘的，所以这一点请妈妈们不用担心。妈妈们别慌张，也别着急，“加湿、保温、补水”是帮助止咳的关键，就让我们用这种办法帮助孩子度过痛苦的时刻吧。

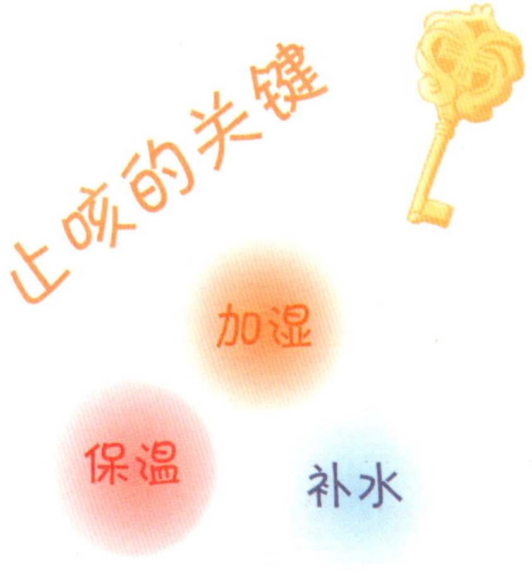

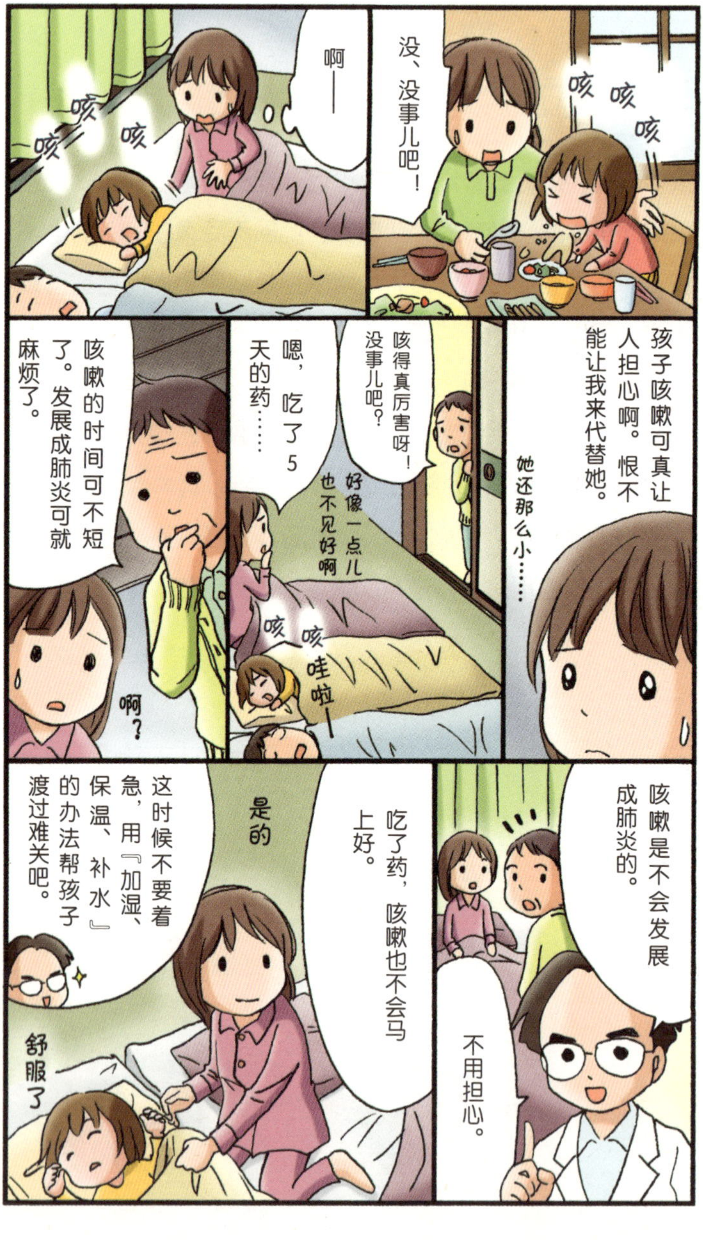
咳 咳 咳
没、没事儿吧！
啊——
咳 咳 咳
孩子咳嗽可真让人担心啊。恨不能让我来代替她。
她还那么小……
咳得真厉害呀！没事儿吧？
嗯，吃了5天的药……
好像一点儿也不见好啊
咳 咳
哇啦—
咳嗽的时间可不短了。发展成肺炎可就麻烦了。
啊？
咳嗽是不会发展成肺炎的。
不用担心。
吃了药，咳嗽也不会马上好。
是的
这时候不要着急，用『加湿、保温、补水』的办法帮孩子渡过难关吧。
舒服了

咳嗽不止的主要原因

常常听父母们说："给孩子吃了药，可还是咳嗽、流鼻涕。"冬天的时候甚至有的妈妈向我们诉说："吃了快1个月的药，可还是止不住咳嗽。"可见妈妈们想给孩子止咳的心情是多么迫切！

持续咳嗽和流鼻涕的原因之一是孩子太小了。特别是3岁以下的孩子，因为咳嗽和流鼻涕来看病的还真挺多的。孩子是不是刚一睡着就咳嗽，而且清晨时分咳嗽得更厉害呢？仔细检查一下，我们就会听到喉咙那里发出"呼呼"的声音。这是因为鼻涕流到喉咙里，形成了像痰一样的东西。咳嗽就是因为身体想把这些"像痰一样的东西"排出去才发生的。

和发烧一样，咳嗽也是身体自我保护的一种重要反应。用药物止咳，这种做法是阻止"咳嗽祛痰"这一身体正常反应的行为，所以我们不太建议父母们这样做。我们建议按照以下方法，优先处理孩子的鼻涕和痰液。

1. **吸出鼻涕**（鼻涕多时）；
2. **加湿和保温，使痰液容易排出**。

要知道，不管怎么吃止咳药，都是治不好咳嗽的。

咳嗽持续 7 天以上应就诊

孩子咳嗽咳得厉害父母当然会担心，“精神不错，可总是咳嗽”，这种情况也让父母放心不下。**如果孩子难以入睡，或是睡得好好的突然间醒过来，那我们最好还是带孩子去看医生。睡眠情况看起来不错，但咳嗽持续 7 天以上，这可能就不仅仅是普通的感冒、过几天就会好了，还是带孩子去看看医生比较好。**

不过，这并不是说看了医生，得到特效药就能马上止咳。有时还是需要一段时间来恢复的。

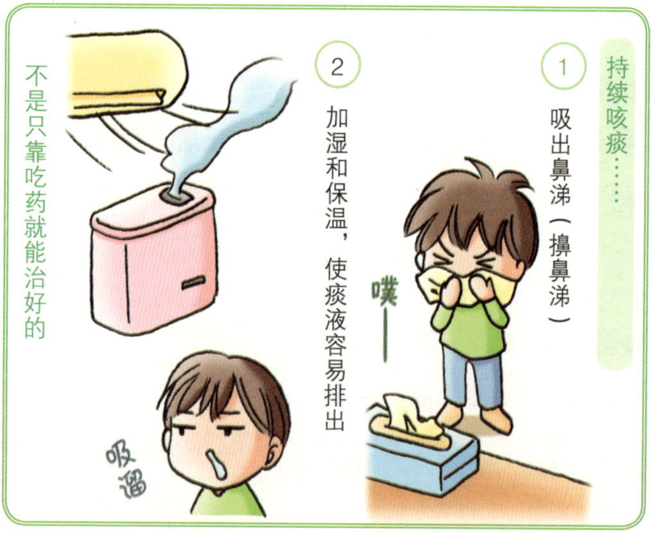
持续咳痰……
1 吸出鼻涕（擤鼻涕）
噗——
2 加湿和保温，使痰液容易排出
吸溜
不是只靠吃药就能治好的

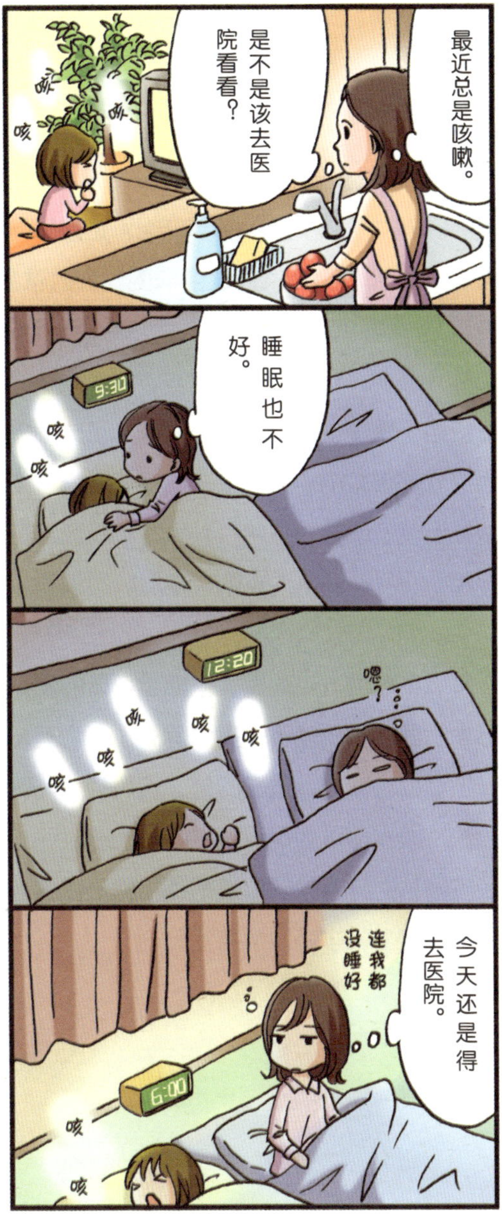
最近总是咳嗽。
是不是该去医院看看？
咳
咳
咳
9:30
睡眠也不好。
咳
咳
12:20
嗯？
咳
咳
咳
咳
咳
6:00
今天还是得去医院。
连我都没睡好
咳
咳

喉咙里总是发出“呼噜呼噜”的声音，是哮喘吗？

孩子感冒时，把耳朵贴在他的胸部或背部，是不是能听到“呼噜呼噜”或“咝咝”（被称为“喘鸣”）的声音呢？这是因为支气管发生炎症，黏膜肿胀使气管变窄，空气通过变窄的气管时就会发出声音。这和吹竖笛的原理是一样的。不仅是感冒时，吸入扁虱或尘土也可引起喘鸣，除喘鸣外大多还伴有咳嗽的症状。

支气管的炎症如果是慢性的，被称为哮喘（正式的名称为“支气管哮喘”）。因为症状是慢性的，所以要花一定的时间才能确诊。

那么，那些并没有被确诊为哮喘，却经常喘鸣或咳嗽的孩子，他们又是什么情况呢？——他们是“支气管较弱”的孩子。

不少孩子 2 岁以前反复发生喘鸣，但随着身体的发育，气管逐渐变宽，到了上小学前后症状就差不多完全消失了。也有一些孩子持续的时间比较长，被诊断为哮喘。遗憾的是，这两种情况在发病初期是难以区分的，去医院检查可以为确诊提供参考信息。

此外，即使被确诊为哮喘，如果遵医嘱坚持进行恰当的治疗，大部分孩子的哮喘最迟在上初中前后都能治愈。

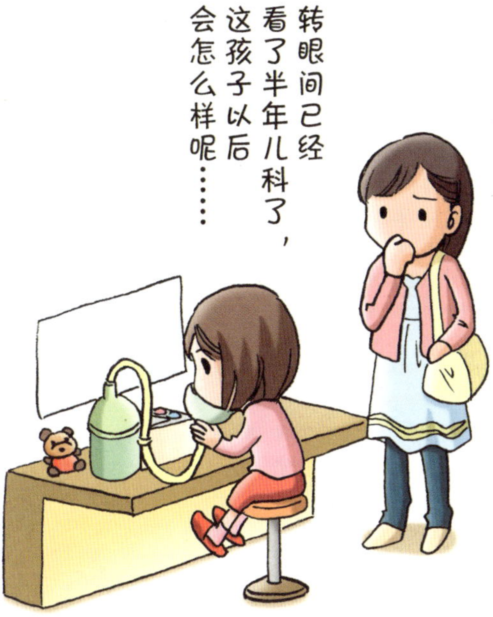

转眼间已经看了半年儿科了，这孩子以后会怎么样呢……

到上小学前后，几乎所有的孩子都不用担心了。

加湿和保温十分有效

加湿和保温可使嗓子和鼻腔的黏膜保持湿润，强化其屏障功能，防止病毒侵入。

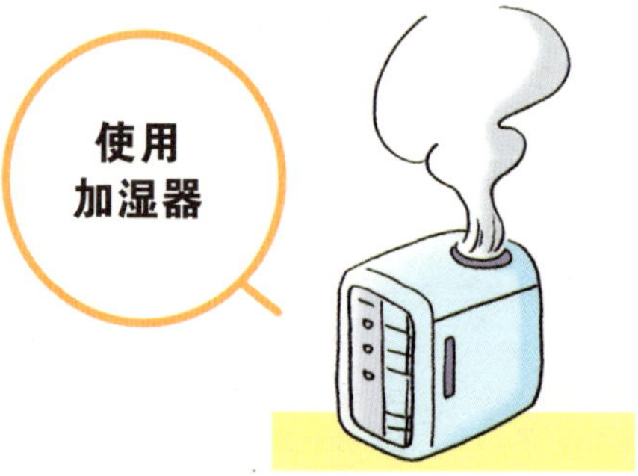
使用
加湿器

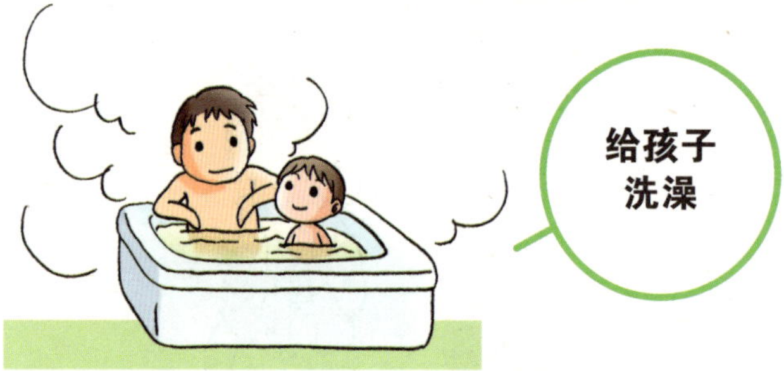
给孩子
洗澡

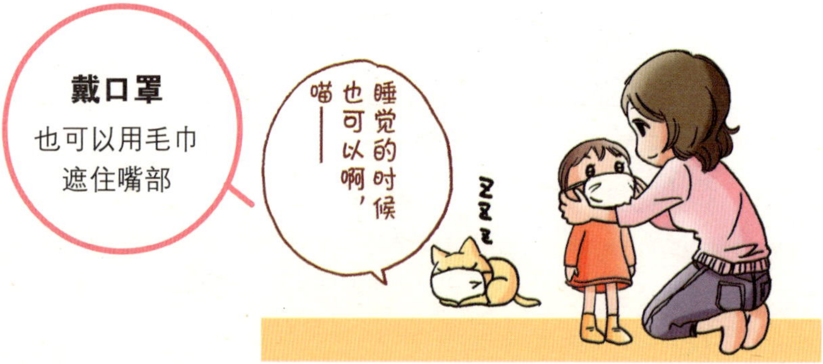
戴口罩
也可以用毛巾
遮住嘴部
睡觉的时候
也可以啊，
喵——
ZZZ

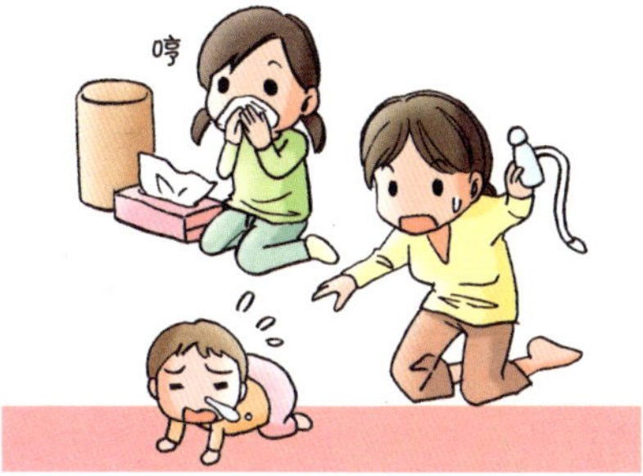

多擤鼻涕。如果孩子很小，可把鼻涕吸出来

鼻涕流到嗓子里，经常会引起咳嗽

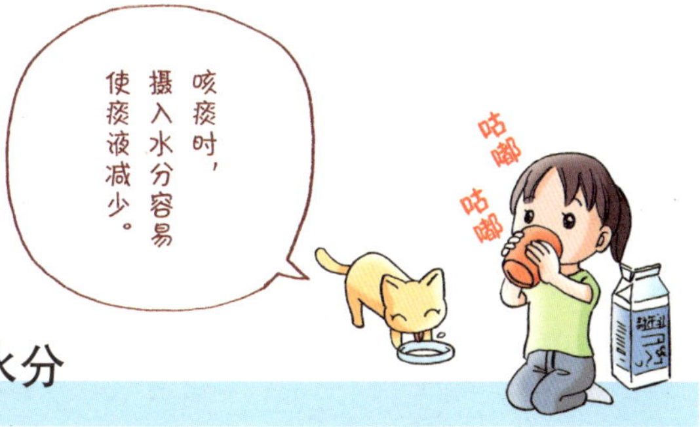

咳痰时，摄入水分容易使痰液减少。
咕嘟
咕嘟

摄取水分

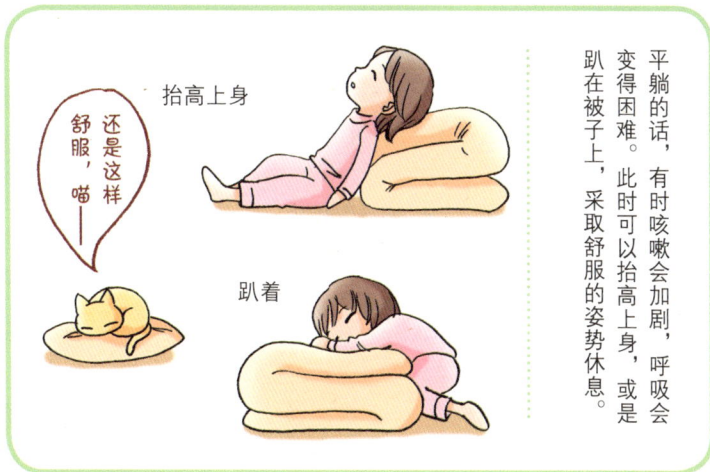

平躺的话，有时咳嗽会加剧，呼吸会变得困难。此时可以抬高上身，或是趴在被子上，采取舒服的姿势休息。

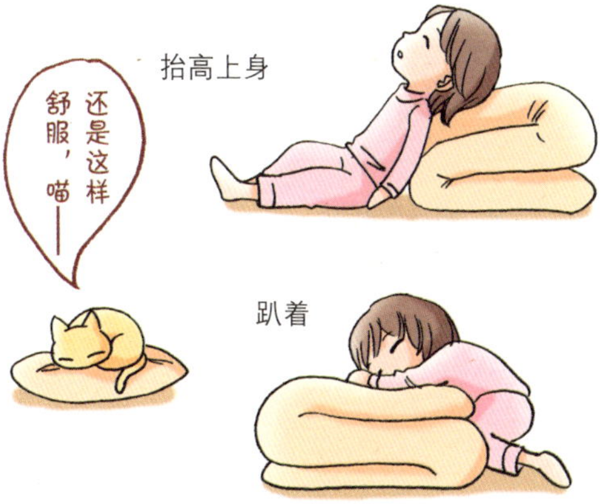

流鼻涕 症状分类 |BLUE|

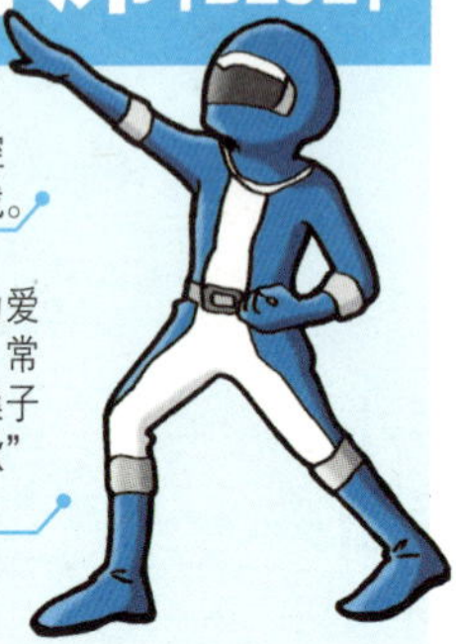

与进入鼻腔的敌人作战。

也许是因为爱管闲事吧，常常会跑到嗓子里和“咳嗽”吵架。

好不容易打败了敌人，从鼻子里出来了，还经常惹人讨厌。

鼻涕可抵挡细菌与灰尘的入侵

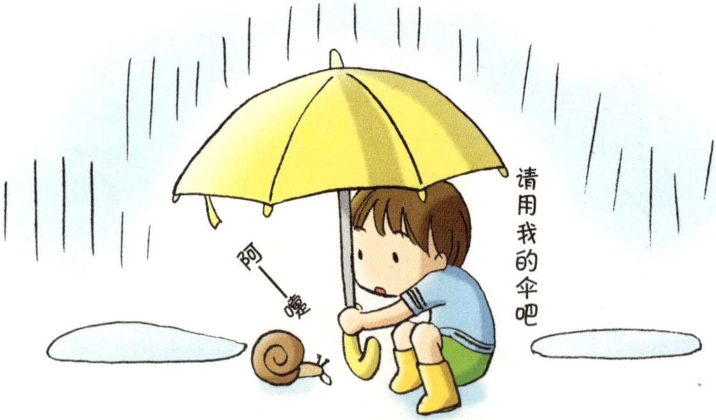

鼻子是带加湿功能的空气清洁器

鼻子是吸入和排出空气的通道，但它的作用不仅仅是让空气流过。鼻子可以对空气进行加湿和保温，把湿润、温暖的空气送入气管。干燥的冷空气会使气管的黏膜变得干燥冰冷，这样一来黏膜就会变得脆弱，使病毒和细菌易于入侵。而鼻子就是保护气管黏膜的“加湿器”。

空气中有不少尘土、废物、病毒和细菌，这些物质随着呼吸进入鼻腔后，被鼻毛吸附，这样就不会进入气管中了。

另外，鼻孔深处有一处被称作“鼻窦”的地方，黏滑的内壁一沾染上细菌和尘土，就会分泌出黏黏的液体把它们冲洗掉，这就是鼻涕。细菌之类就是附着在鼻涕上被排出体外的。

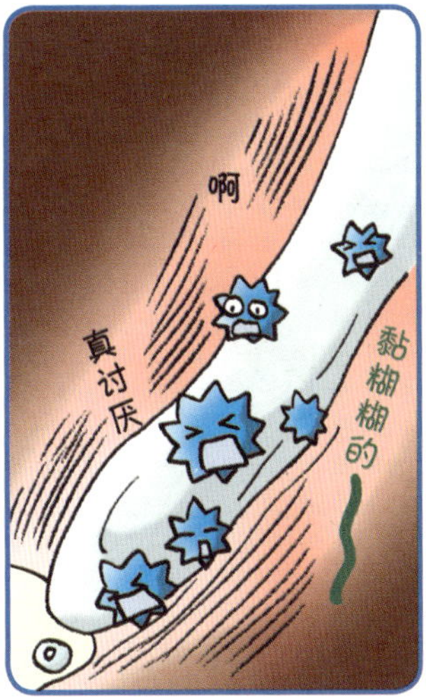

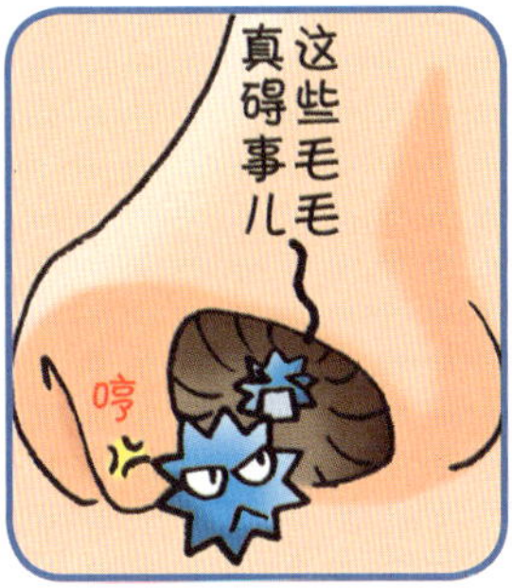

鼻子将进入气管的空气净化，具备“空气清洁器”的作用。

人类和各种生物共存、共生。即便是那些被认为是害虫的东西，如果让它们灭绝的话，生态平衡也会遭到破坏，最终将威胁到人类的生存。鼻涕也是一样，因为它脏，就用药物彻底抑制它的产生，这样就会破坏身体的平衡系统，反倒对身体有害。

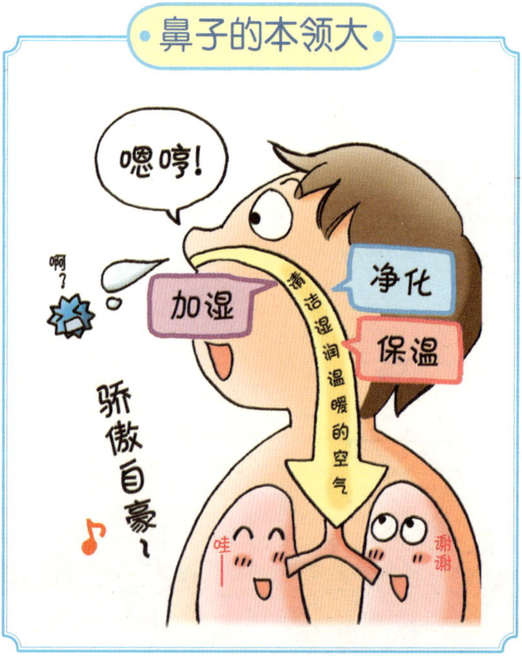

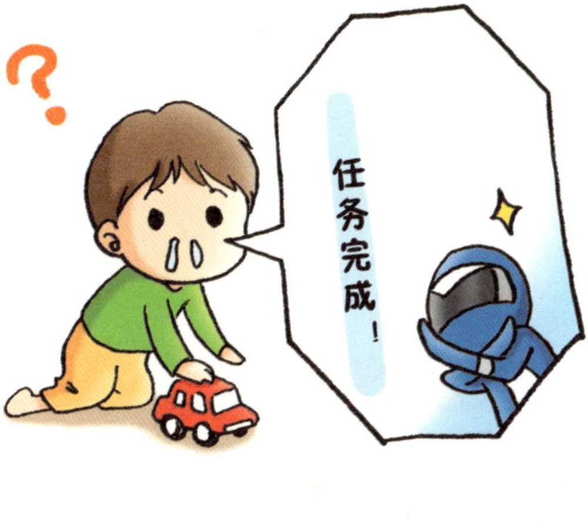
任务完成！

呕吐 症状分类 |YELLOW|

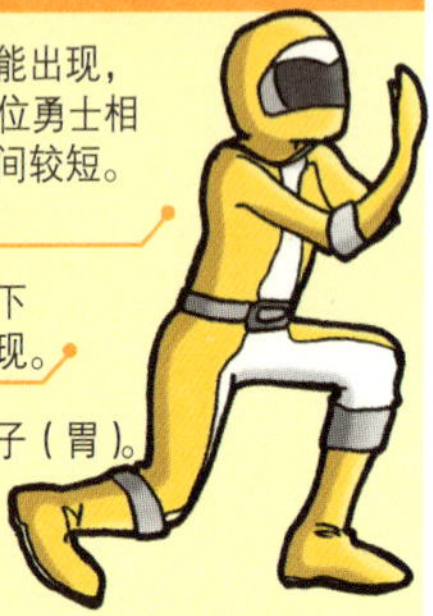

早中晚都可能出现，但和其他 4 位勇士相比，活动时间较短。

在各种情况下都有可能出现。

主要保护肚子（胃）。

呕吐（YELLOW）出现后，腹泻（PINK）随后而来。

呕吐是有害物质侵入腹内的信号

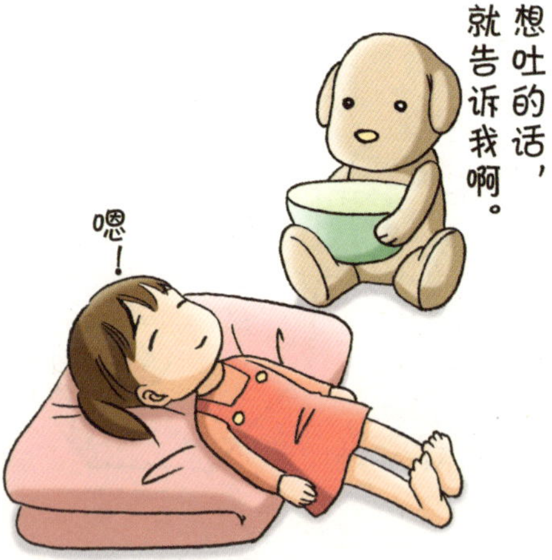

呕吐的原因多为“肠胃型感冒”

同样是呕吐，原因也不尽相同。有的是由于剧烈的咳嗽引起的，有的是因为看到别人呕吐感到恶心而引发的，还有的是因为晕交通工具造成的。其中引发孩子呕吐的大多为所谓“肠胃型感冒”，也就是急性肠胃炎。病毒进入体内引起呕吐，有时呕吐的同时还会发烧。起因于肠胃的呕吐，可以起到将进入胃部的有害物质排出体外的作用。所以我们建议大家不要采取措施抑制呕吐。

需要注意的是，在呕吐时不要让吐出的东西堵塞喉咙。

呕吐是为了将进入胃中的有害物质排出来。

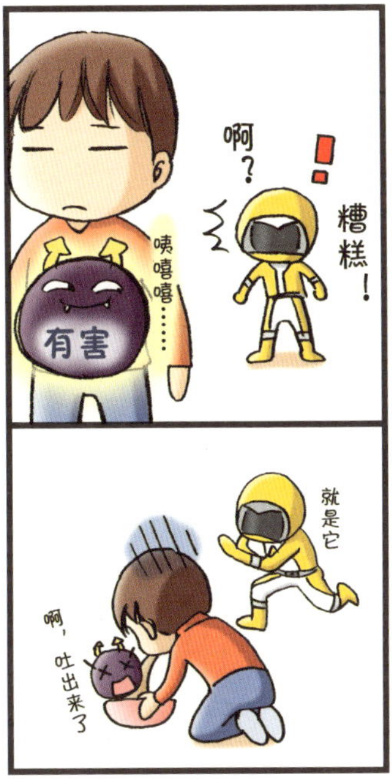

建议大家不要采取措施抑制呕吐。

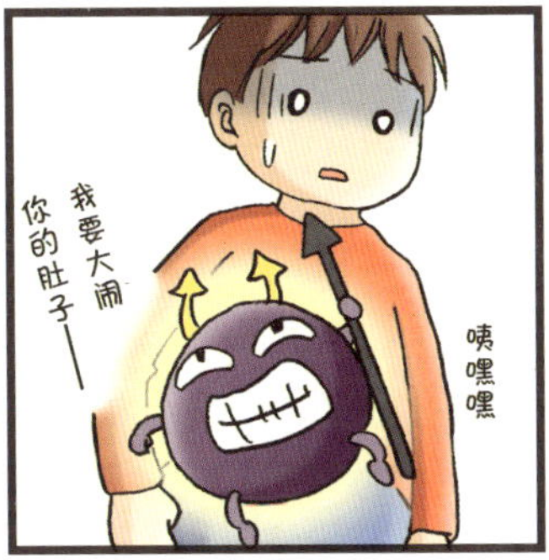

婴儿有时会大量吐奶

婴儿有时会因为喝入过量的奶、打嗝或是剧烈的咳嗽而引起呕吐。这是因为婴儿的胃与食道部分相连接的肌肉尚未发育成熟，进入胃中的奶倒流回食道中引起的。只要婴儿的体重正常增长，这种呕吐就不属于疾病，是不用担心的。

开始呕吐时不要给患儿喝任何东西

如果怀疑孩子得了肠胃型感冒，那么**最重要的是在开始呕吐的三、四个小时之内，不要给孩子喝任何东西**。我们常听人说“呕吐时重要的是补充水分”，但这并不意味着我们必须马上给孩子补充水分，这一点需要注意。等胃中的食物吐完之后，孩子就不会再呕吐了。如果急着给孩子补充水分，那么补充进去的水分反倒会增加孩子呕吐的次数。

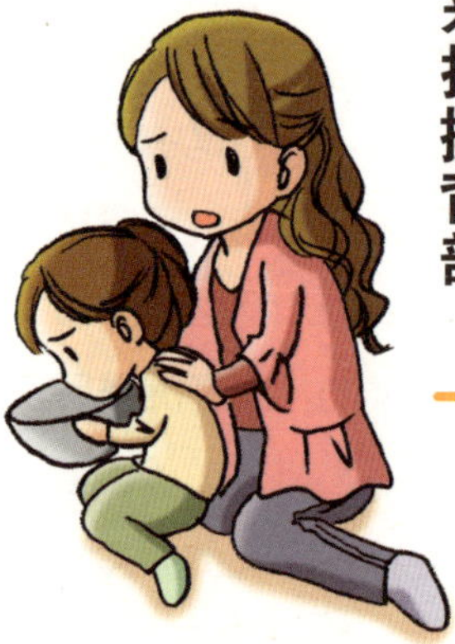

呕吐时把孩子抱起来抚摸背部

〇 不知何时会突然呕吐，垫高上身让孩子躺下，采取侧卧姿势。

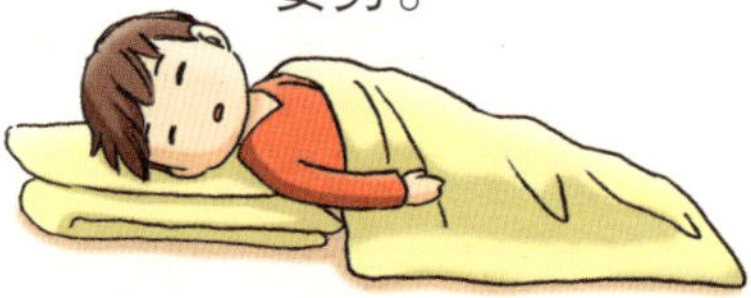

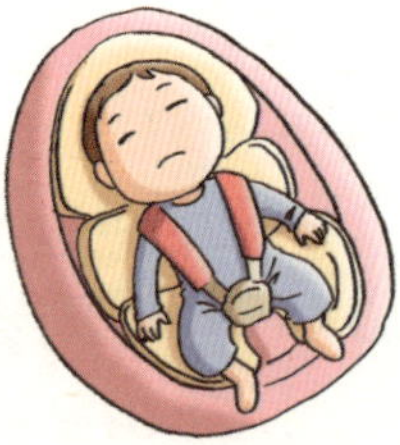

✕ 仰卧有可能堵塞喉咙。

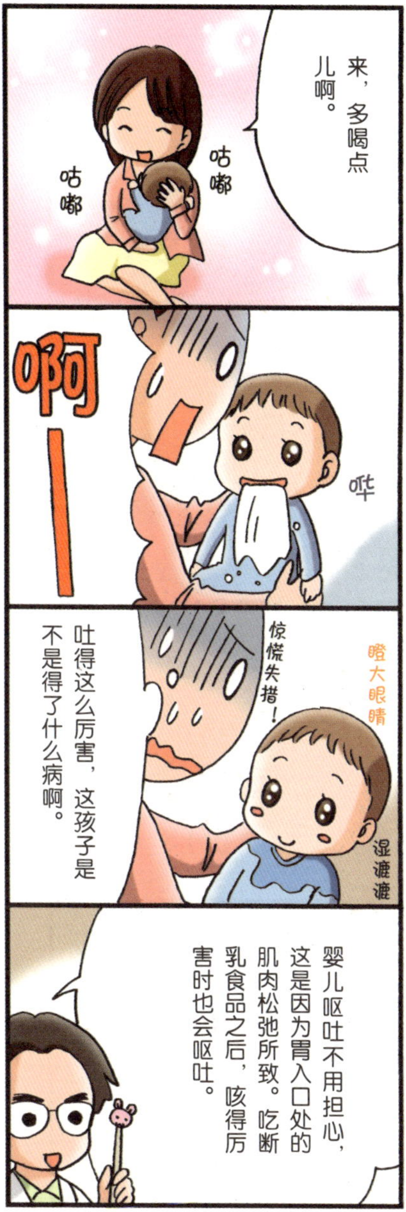

来，多喝点儿啊。
咕嘟
咕嘟
啊——
哗
惊慌失措！
瞪大眼睛
吐得这么厉害，这孩子是不是得了什么病啊。
湿漉漉
婴儿呕吐不用担心，这是因为胃入口处的肌肉松弛所致。吃断乳食品之后，咳得厉害时也会呕吐。

× 每次呕吐后都让孩子饮水、进食

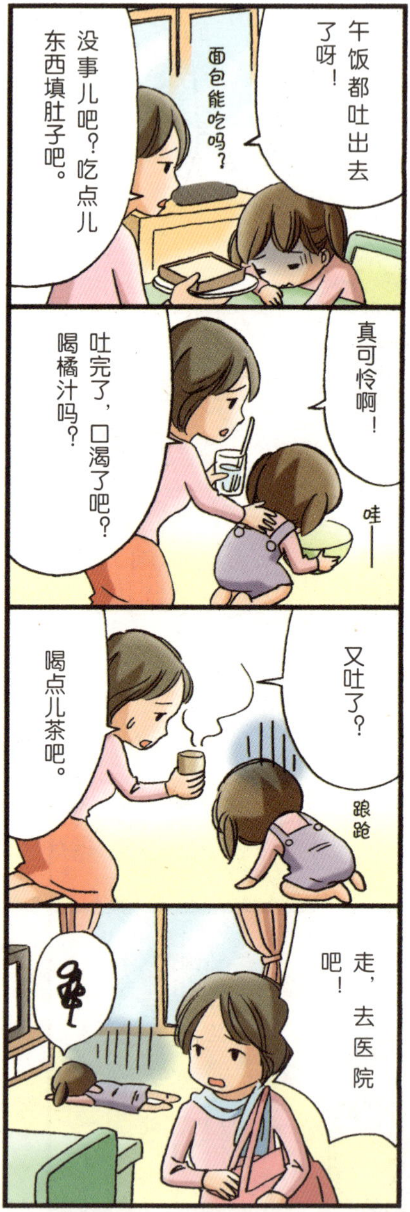

午饭都吐出去了呀！
面包能吃吗？
没事儿吧？吃点儿东西填肚子吧。
真可怜啊！
哇——
吐完了，口渴了吧？喝橘汁吗？
又吐了？
踉跄
喝点儿茶吧。
走，去医院吧！

○ 开始呕吐的三四个小时之内，不要强迫孩子饮水、进食

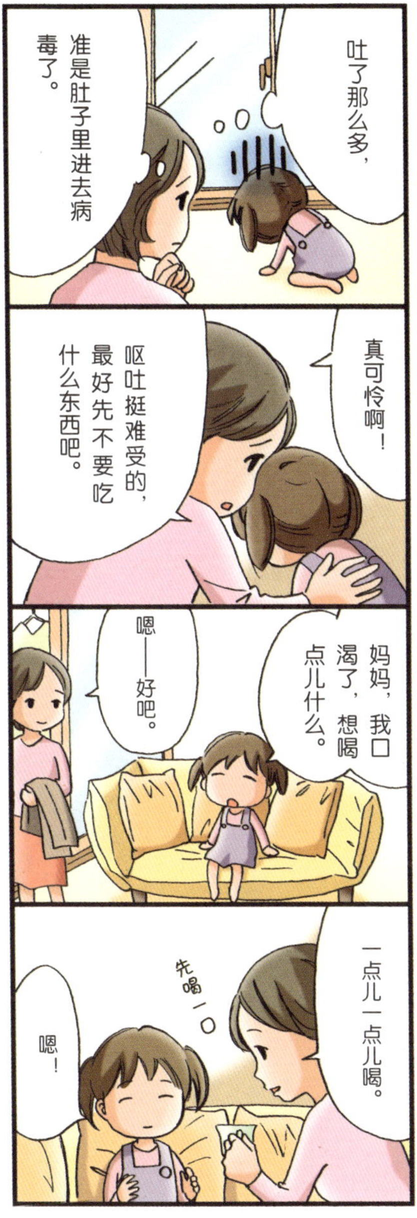

吐了那么多，
准是肚子里进去病毒了。
真可怜啊！
呕吐挺难受的，最好先不要吃什么东西吧。
妈妈，我口渴了，想喝点儿什么。
嗯——好吧。
一点儿一点儿喝。
先喝一口
嗯！

打吊瓶后真的会马上恢复精神吗?

首先我们应该清楚，打吊瓶的药里并没有加入什么特别的药物。把吊瓶中药剂的成分调配成易于饮用的饮料，就是电解质饮料。

呕吐时补充水分的确非常重要，不过要是能通过饮用的方式逐渐补充水分，还是不要打吊瓶的好。我们常听人说“打吊瓶后马上就恢复精神了”，其实应该说“补充水分后马上就恢复精神了”。

孩子是非常讨厌打吊瓶的。看上去已经吐得无精打采，可一听说要打吊瓶，孩子会突然厌烦地大吵大闹。实际上孩子不是因为没有精神，而是因为身体感觉难受才一动不动的。把有力气大吵大闹的孩子强行按在那儿打吊瓶，恐怕没有这个必要吧。我们主张只有在呕吐时间较长、无法摄入水分时才需要打吊瓶。

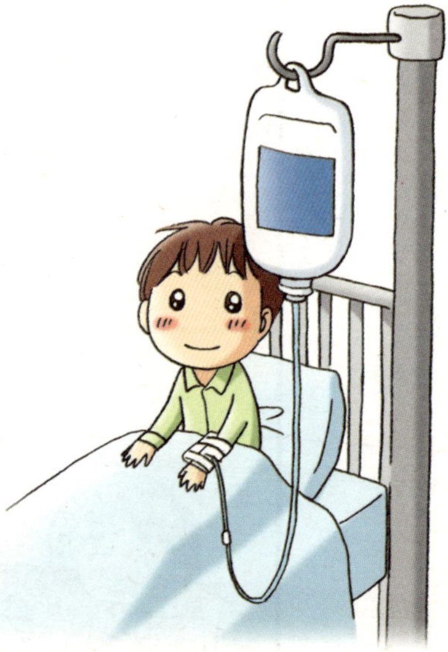

别轻易用肛塞剂治疗呕吐

对于医生开的治疗呕吐的肛塞剂，我们常常犹豫不定：要不要马上用呢?

呕吐是身体的一种非常重要的自卫反应，原则上来讲是不需要抑制的。

我在大阪的一家医院工作时，从附近的诊所转来一名上吐下泻的婴儿，病历上写着“病名：呕吐腹泻症”。我不由得想问一句：“这还用得着写吗？症状不就是这样的吗？”

“呕吐腹泻症”意味着未能查明原因，总之症状就是呕吐和腹泻。确实有“呕吐腹泻症”这个病名，不过要是这样诊断的话，肯定会招致家长的误解，以为呕吐和腹泻是有害的。所以我告诉家长说：孩子得了“肠胃型感冒”。

肠胃型感冒过几个小时呕吐就会逐渐止住。在此之前不要让孩子饮水和进食，最主要的是等待。

之后开始给孩子喝少量饮料，此时如果呕吐剧烈无法喝进去的话，再使用治疗呕吐的肛塞剂。用药的目的不是为了让孩子多吃，而是摄入哪怕是少量的水分。这样一来，我们在家里恐怕就没有什么机会使用肛塞剂了。

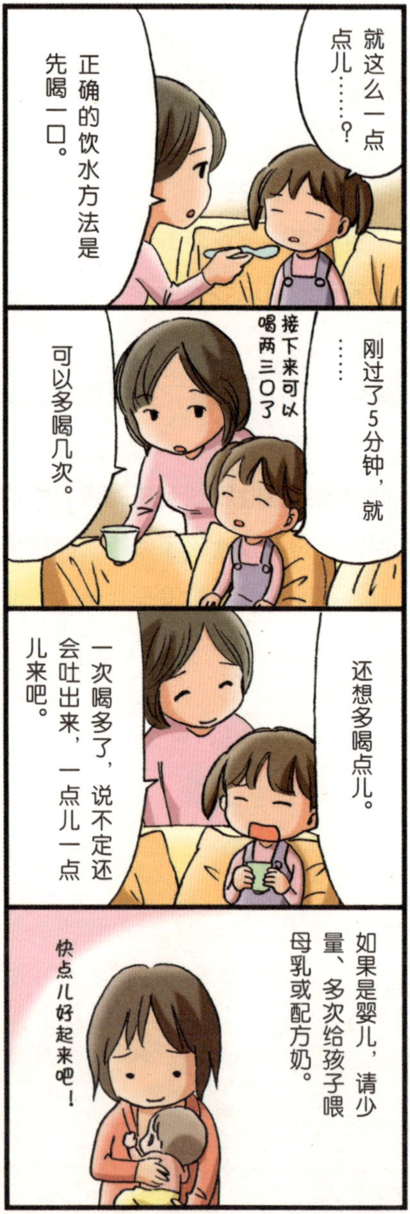

就这么一点点儿……？
正确的饮水方法是先喝一口。
刚过了5分钟，就……
接下来可以喝两三口了
可以多喝几次。
还想多喝点儿。
一次喝多了，说不定还会吐出来，一点儿一点儿来吧。
如果是婴儿，请少量、多次给孩子喂母乳或配方奶。
快点儿好起来吧！

●正确摄入水分的方法

不要勉强让孩子饮水、进食

给孩子补水的诀窍在于少量、多次。孩子可以接受的话，再逐渐增加饮水量。一次性给孩子喝过多的水，孩子会吐出来，这一点希望父母们注意。如果孩子能摄入水分的话，就可以一边观察孩子的反应，一边开始让孩子进食了。

- 病毒性肠胃炎很容易通过呕吐物或粪便传染，处理时需要注意。
  被污染的物品可通过加热或氯化物漂白剂杀灭病毒。

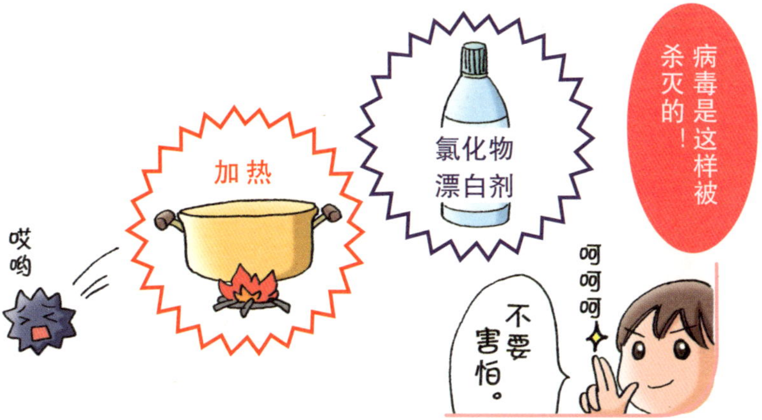
病毒是这样被杀灭的！
加热
氯化物漂白剂
哎哟
呵呵呵
不要害怕。

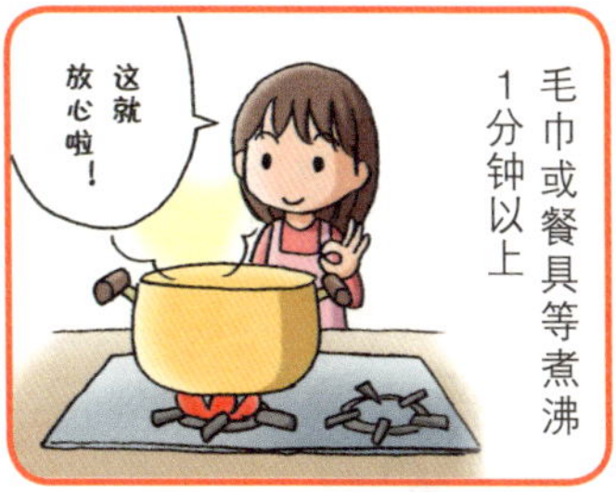
毛巾或餐具等煮沸1分钟以上
这就放心啦！

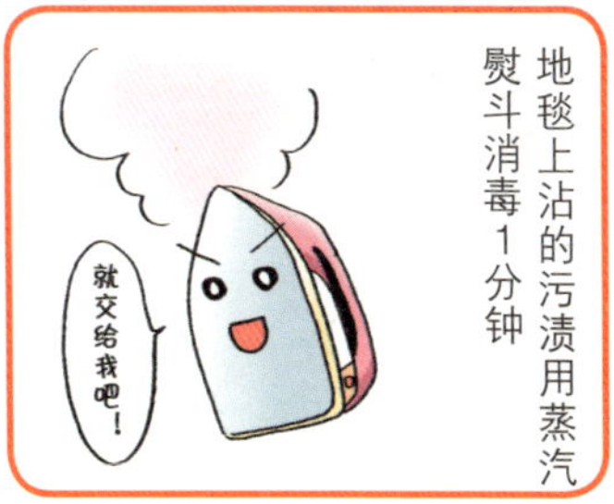
地毯上沾的污渍用蒸汽熨斗消毒1分钟
就交给我吧！

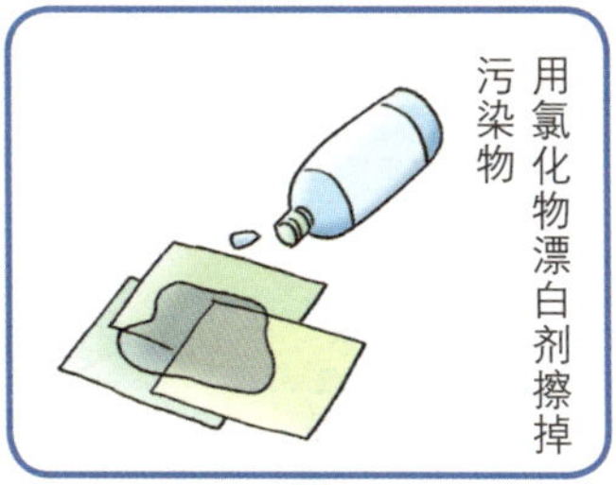

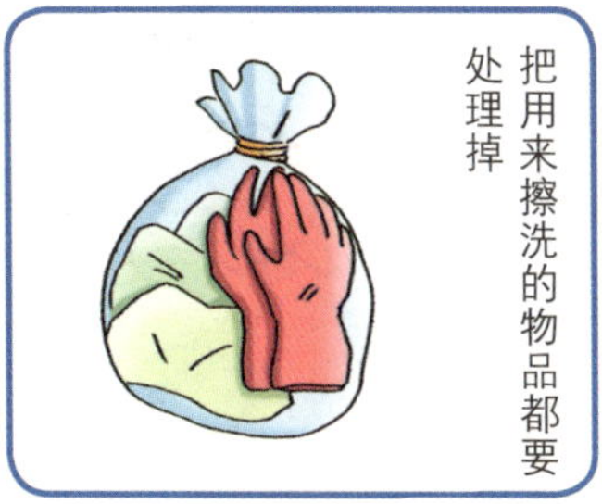
把用来擦洗的物品都要处理掉

※ 诺如病毒时

腹泻 症状分类 |PINK|

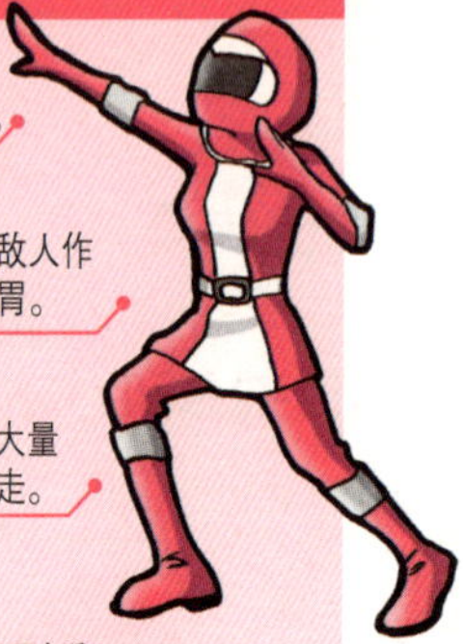

实际上最爱干净。

不仅和肚子里的敌人作战，还能清扫肠胃。

武器是盐水。用大量的盐水把垃圾冲走。

紧随在发烧（RED）和呕吐（YELLOW）之后。

把“敌人”从腹中赶走！

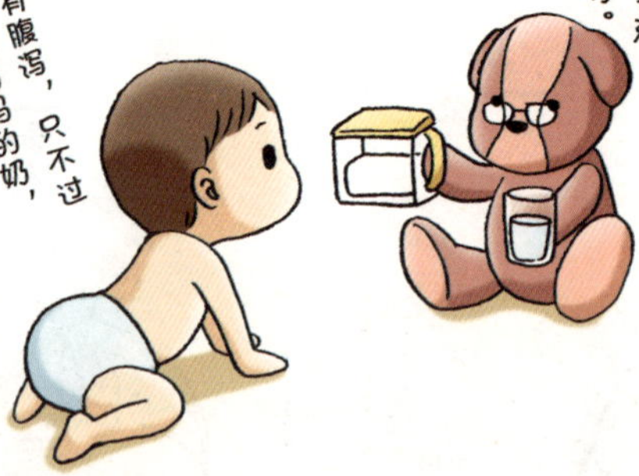

腹泻时要补充水分和盐分。
我没有腹泻，只不过是因为吃妈妈的奶，便便是软软的。

腹泻到底是怎么回事儿?

孩子腹泻，多数情况是因为病毒进入肠胃引起了“肠胃型感冒”，或是食用了被细菌污染的食物而引起的。如果是“肠胃型感冒”，那么从出现发烧或呕吐症状的第二天起就会开始腹泻，持续数日到1周时间。所以我们不用担心“为什么烧退了，还继续腹泻呢。”

我们可以把腹泻看做是身体为了赶走作恶多端的病毒、细菌或有害物质而出现的自卫反应。一听到“腹泻”，我们立刻想到“像水一样的大便”，但实际上准确的表达应该是“盐水”。

腹泻时最重要的是补充身体失去的水分和盐分。摄入大量的水分是不会使大便变稀的，一定要给孩子补充失去的水分。

另外，腹泻时还要注意护理孩子的小屁股。

止泻药和整肠药一样吗？

对人体有益的细菌 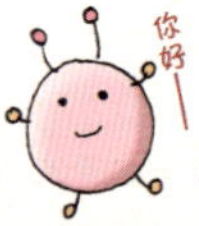
你好
和 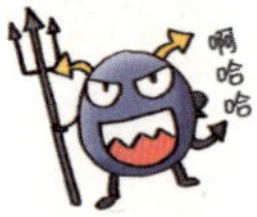
啊哈哈
危害人体的有害细菌共同存在于肠道中。腹泻时有害细菌占优势，它们破坏肠道内的环境。

止泻药抑制肠道驱赶有害细菌的活动，使有害细菌长时间停留在肠道内，所以如果腹泻不是相当厉害，最好还是不要服用止泻药。而整肠药可以把有益细菌送到肠道内，改善肠胃内的环境，不妨服用一些。

止泻药

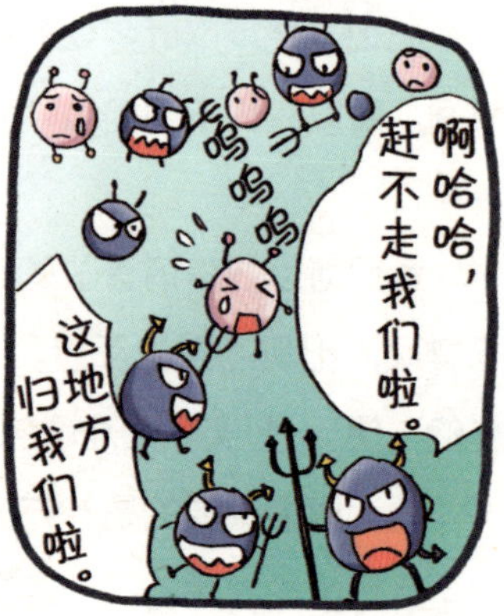
啊哈哈，赶不走我们啦。
呜呜呜
这地方归我们啦。

整肠药

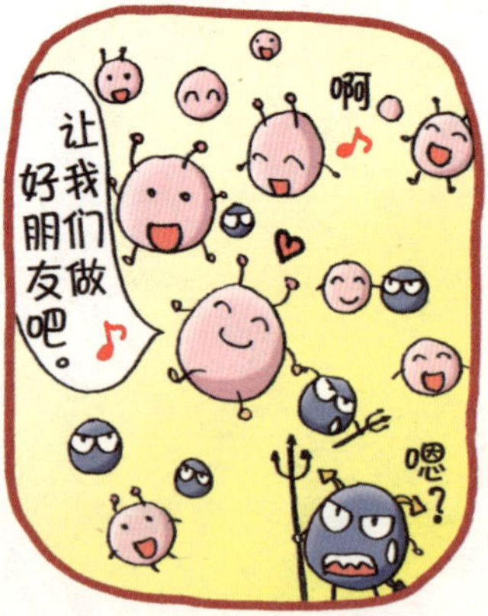

腹泻时可以让孩子正常进食吗?

父母们自然而然地会想到：孩子腹泻时是不是应该控制一下饮食呢？可是多数情况下孩子的食欲和平时一样，常常是给孩子做了粥，孩子却说“讨厌软软的饭”，一口也不想吃。

孩子就是孩子，他们平日里就不按照我们的意愿吃饭。与其给他们吃不爱吃的东西，倒不如满足他们的口味。如果孩子说“想吃捣碎的苹果”，那说明孩子的肚子里需要这种东西；如果孩子说“想吃汉堡包”，那说明孩子的精神不错，连汉堡包都能吃得进去呢。对于婴儿也是一样，不要因为婴儿腹泻了，就强行减少母乳（配方奶）或断乳食品的量。

只要孩子有食欲，就说明我们不用担心。要是进食使腹泻恶化的话，那么孩子的食欲也会随之减弱。

婴儿的腹泻大多持续的时间较长，于是父母自然会认为“让孩子进食是不对的”、“得让孩子的肚子休息休息”。但实际上几乎没有因为进食而导致病情恶化的情况。

✕自然而然地认为『真不应该让孩子吃东西』

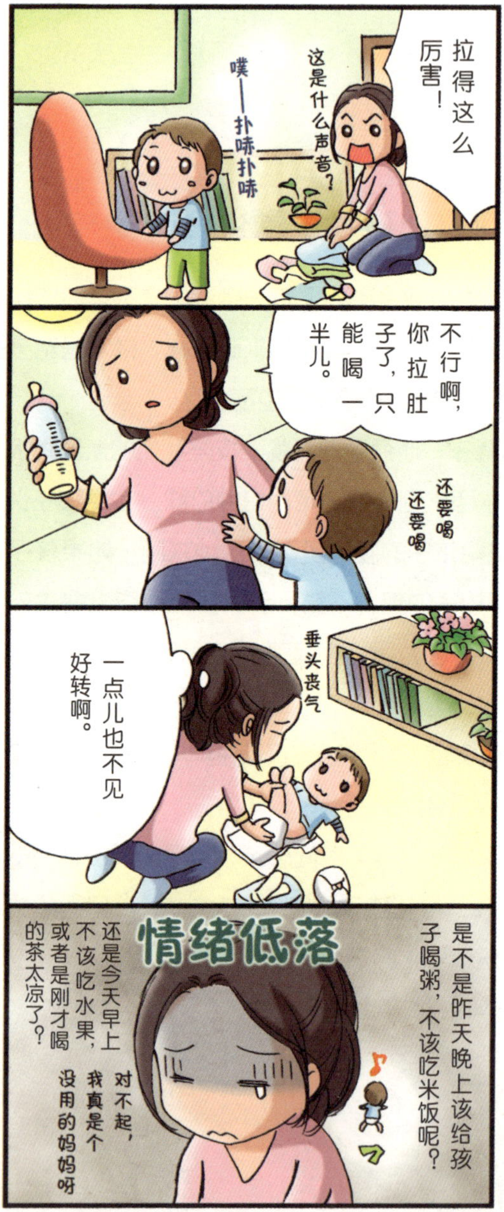

〇事实上，几乎没有因为进食而导致腹泻恶化的情况

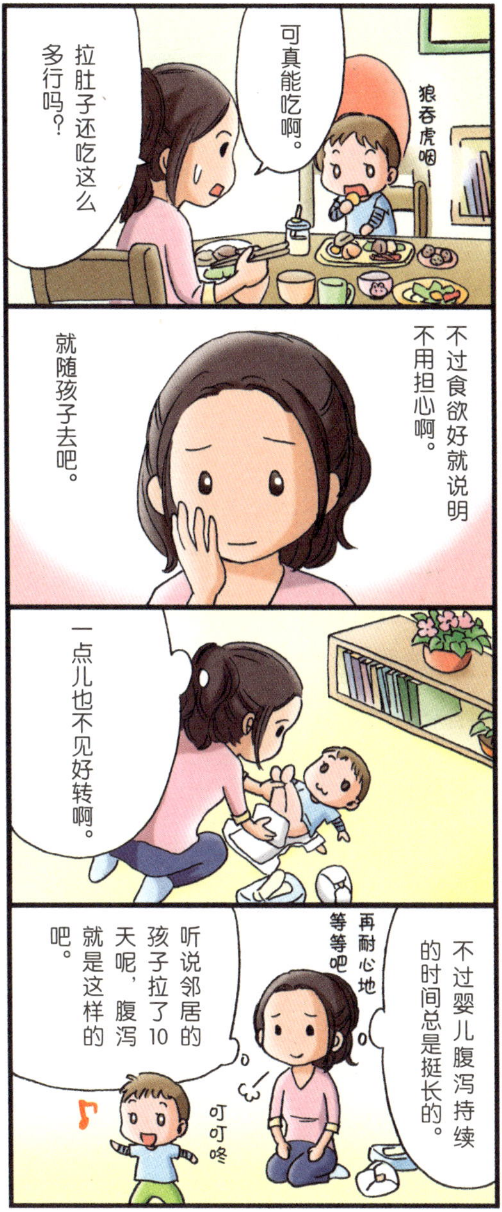

狼吞虎咽
可真能吃啊。
拉肚子还吃这么多行吗？
不过食欲好就说明不用担心啊。
就随孩子去吧。
一点儿也不见好转啊。
不过婴儿腹泻持续的时间总是挺长的。
再耐心地等等吧
可可咚
听说邻居的孩子拉了10天呢，腹泻就是这样的吧。

这就是脱水症状

一到夏天，我们就总是听人说"注意不要脱水啊"。不过如果我们不知道什么是脱水的话，即使别人提醒我们要注意脱水，也不知该如何是好。

顾名思义，体内缺少水分的状态就是"脱水"。但出点儿汗是不能称之为"脱水"的。

如果体内缺水，防卫机构（主要是肾脏）就会开始工作，使身体不再排出水分，于是尿液减少。孩子要是有半天时间不排尿，就该考虑是否陷入脱水状态了。孩子在脱水时会变得无精打采、眼窝下陷、皮肤起皱、口中干涩、哭泣时没有眼泪。

要是孩子在腹泻厉害时还像平时一样，想喝水就给他喝，不想喝就不给，这样有时就会引起脱水。我们还是应该采取多次饮水的方法帮助孩子战胜腹泻。

如果多次饮水孩子还是出现脱水症状，那就应该尽快带孩子去看医生了。

下列情况应该去看医生

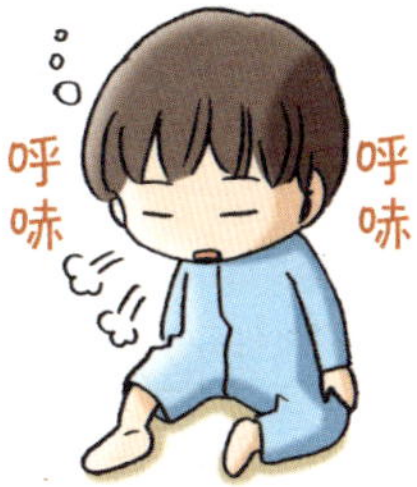
呼哧
呼哧

呼吸急促，
昏昏沉沉

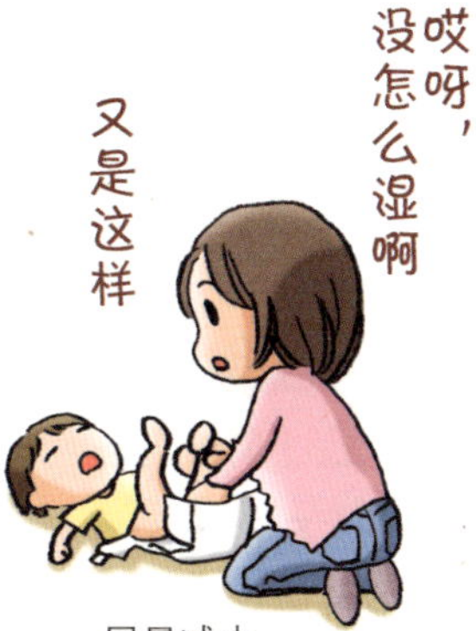
哎呀，没怎么湿啊
又是这样

尿量减少

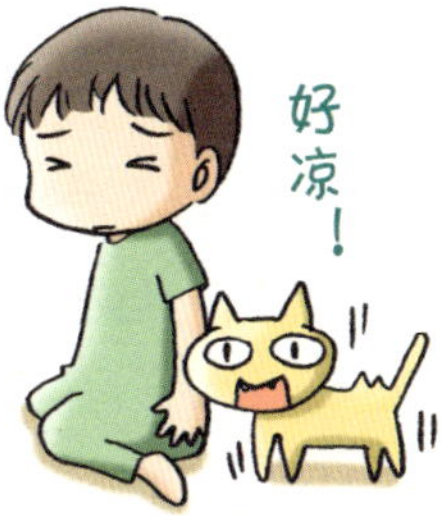
好凉！

皮肤冰冷、脸色苍白

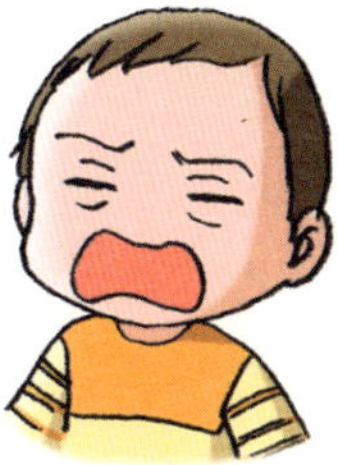

哭泣时没有
眼泪

眼窝凹陷

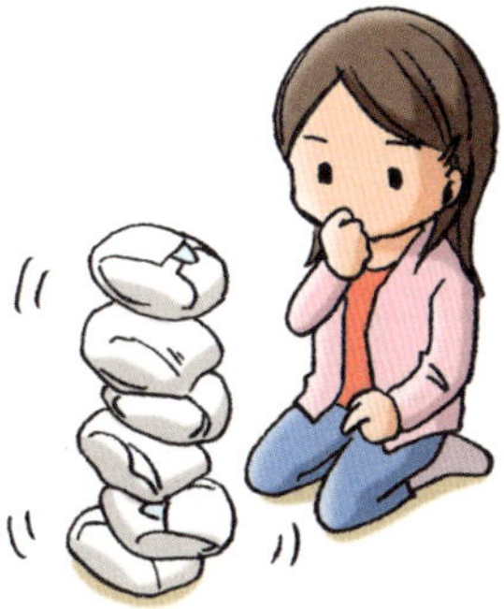

水样大便一天超过 6 次

皮肤、口舌干燥

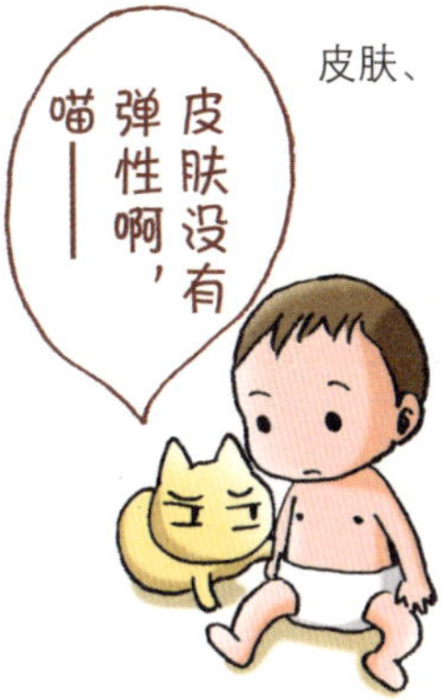
皮肤没有弹性啊，喵——

专栏

人体中有一片海洋

大约 40 亿年前，生命诞生于大海中。

经过漫长的岁月，大海中诞生的生命进化为多种多样的生物。在进化的过程中，为了维持生命的存活状态，就必须把当时的生活环境（海洋）保存在生物体内。海洋中诞生的生命在生物体内保存有一小片海洋，经过几亿年的岁月之后，从海洋进化到河流，又从河流进化到陆地。

正因为如此，包括人类在内，生物的血液和体液成分都与海水十分相近。对人体来说，“水”是必不可少的，与水同等重要的是“矿物质（其中的钠 = 盐）”。

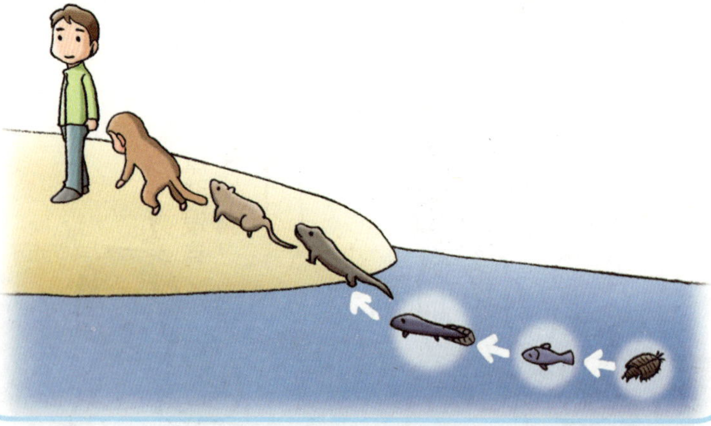

肾脏是运算高手

肾脏是为了保持“体内海洋”的容量而工作的。肾脏是个聪明的器官，它能准确地计算出“体内海洋”中有多少多余的水分和盐分，然后以尿液的形式把它们排出体外。

爸爸妈妈们可能都有过这样的经验：天气炎热、出汗量大、身体失去的水分较多时，尿量就会减少；而大量饮水时，尿量就会增加。这正是来自于肾脏的调节作用。

这和水坝的作用十分相似。当降雨量小、蓄水量不足时，水坝就会限制放水；相反，如果降雨量较多，水坝就把多余的水排放出去。

由于腹泻等原因导致体内的“海水”不足时，为了保持体内的水分，肾脏就会减少排尿量。如果是婴儿的话，则表现为“换尿布的次数减少”，或是“换下的尿布分量轻了”。

与此相反，如果体内的水分过剩，为了把多余的水分排出体外则表现为“换尿布的次数增加”、“换下的尿布分量重了”。

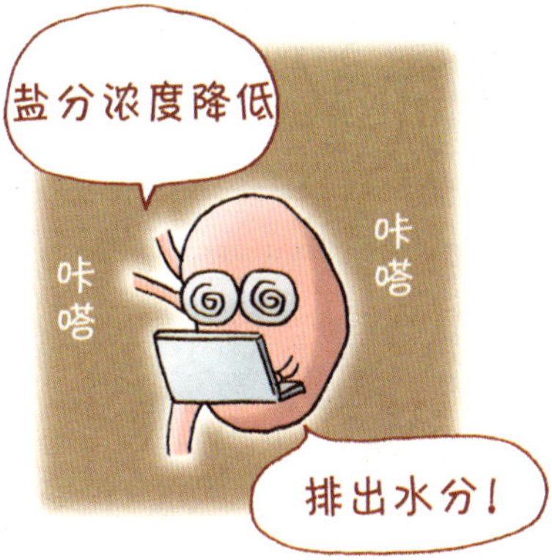

肾脏可确保体内海洋的水分和盐分

发烧时补充水分，可以选择麦茶、电解质饮料、母乳或配方奶。只要不出现盐分过度流失的现象，肾脏都能很好地进行调节。

不过腹泻严重时，仅靠补充水分是不够的。腹泻比出汗排出的盐分要多得多，所以不能只补充水分，还需要补充盐分，这时候可以服用 ORS（口服补液盐）。附带提一下，在大汗淋漓时，也可以服用 ORS。

如果腹泻严重，出现脱水症状，那就需要打吊瓶了。

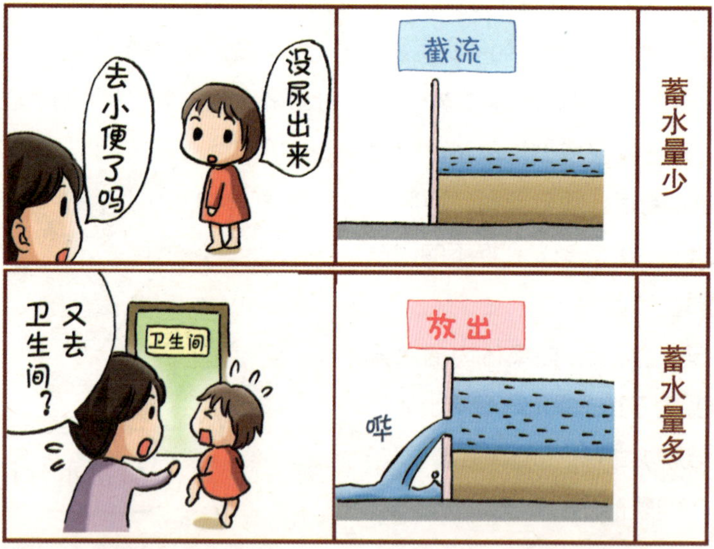
没尿出来
去小便了吗
截流
蓄水量少
又去卫生间？
卫生间
放出
哗
蓄水量多

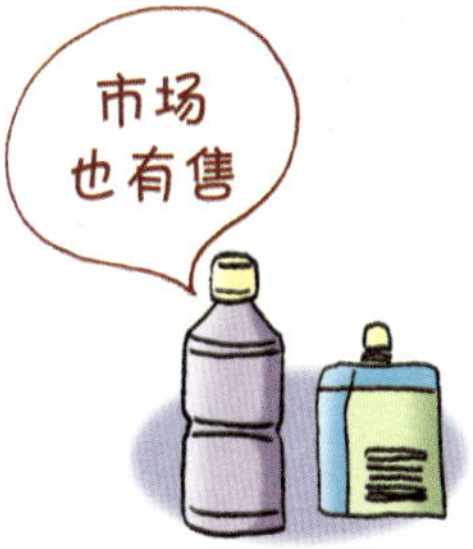

ORS 的配制方法

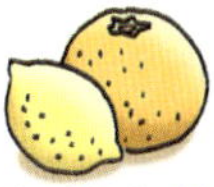

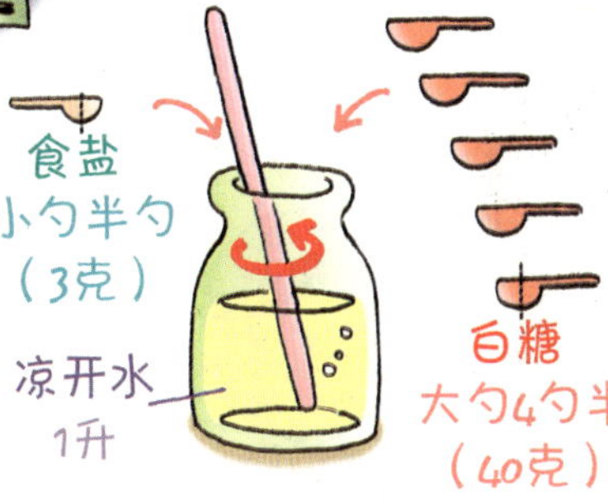

● 最重要的是补充水分

腹泻严重时，除饮水外，还要给孩子饮用含有盐水和糖水的 ORS（如果能够正常进食的话，只需补充水分即可）。

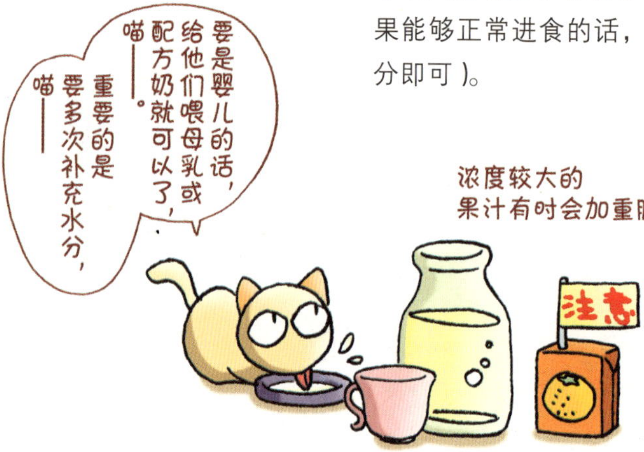

要是婴儿的话，给他们喂母乳或配方奶就可以了，喵——。
重要的是要多次补充水分，喵——
浓度较大的果汁有时会加重腹泻症状。
注意

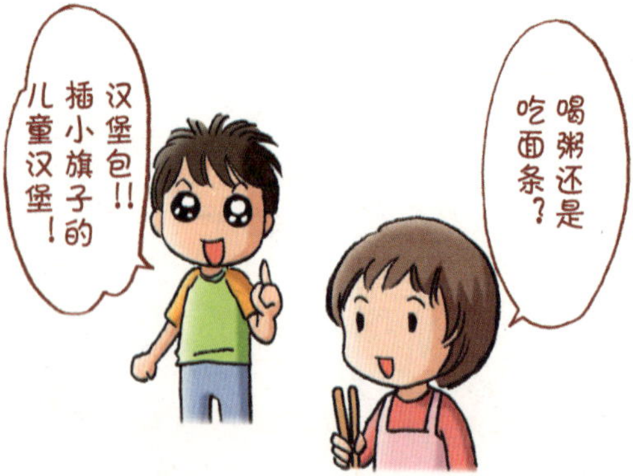

汉堡包!!插小旗子的儿童汉堡!
喝粥还是吃面条？

（腹泻时，只要有食欲就不用担心。）

● 让孩子吃他自己想吃的东西即可，但要注意一定是好消化的食物。

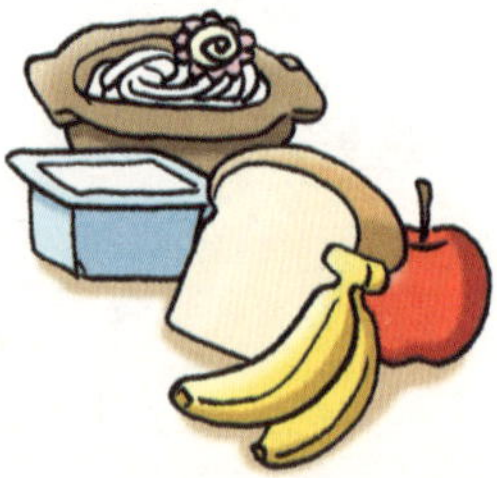

不要忘记护理婴儿的小屁股

腹泻对于婴儿敏感的肌肤而言，刺激性是很强的。反复腹泻，婴儿的小屁股很快就会变红。如果每次腹泻后我们都用纸巾小心翼翼地擦干净，婴儿的屁股就会越来越红。在这种情况下，我们还是尽量用淋浴的方式给孩子冲洗干净吧。用保湿霜护理婴儿的小屁股也很有效。

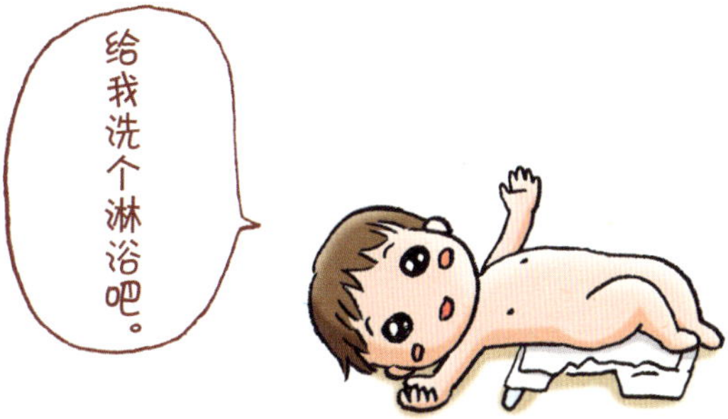

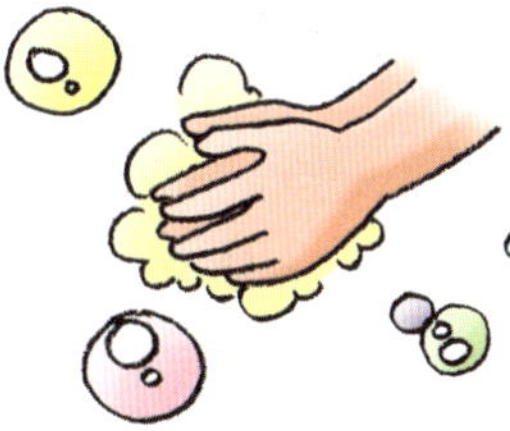

患肠胃炎的婴儿拉出的大便中含有很多细菌，一定要好好洗手。

孩子生病绝对不能怪妈妈

孩子生病了，父母最大的烦恼莫过于“是不是我们造成的”？

孩子一生病，父母总是容易责怪自己。

“就是因为没给孩子及时穿衣服……”

“因为昨晚蹬了被子没及时发现……”

“那时候要是没去超市的话……”

“要是早点儿给孩子吃药，就不会病得这么严重了……”

父母把孩子生病的原因归结到自己身上，弄得自己心情低落。

其实，孩子生病是难免的。

孩子可以在生病的过程中获得免疫力，并且通过生病懂得健康的宝贵。

另外，从孩子的角度来讲，虽然自己生病了，身体感觉不舒服，可是也会得到意想不到的喜悦。

我们自己在孩提时代看到体温计超过 38 摄氏度，身体感觉难受的同时，有没有过心情反倒愉快的感觉?

生病了，可以不用去上学，还能得到妈妈的照顾。平日里容易发火儿的妈妈，这时候对自己态度会特别温和。去医院时也是如此，平时总是和兄弟姐妹争夺妈妈的宠爱，只有这一天可以独享妈妈的爱。

通过生病，可以再次验证妈妈对自己的爱，这对孩子而言是再难得不过的机会了。

孩子哪里有不生病的，孩子生病绝对不能怪妈妈。

我们倒不如换一种思路来考虑：孩子生病，正是进一步加深亲子之情的好机会。

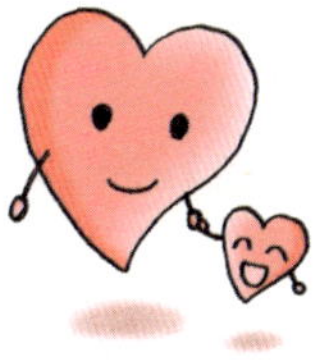

亲子间的温馨故事①

读者的投稿之页

大阪府 32 岁 · 女性

5 岁的女儿即使烧到快 40 摄氏度，也全然不顾父母的担忧，依然欢蹦乱跳地吵着“跟我玩儿，跟我玩儿”，那劲头儿简直胜过平时。

我请假在家，家务也不做了，屋子里堆满了母女二人叠的纸盒子和折纸“作品”。就这样，女儿还缠着我说：“妈妈，跟我玩儿过家家儿！”

突然有一天，女儿认真地对我说：“我最喜欢发烧的时候了。”我大吃一惊，急忙问为什么，女儿回答说：“因为能一直和妈妈在一起。”

我不由得流下了眼泪。

岐阜县 31 岁 · 女性

那是女儿 2 岁时的事了。

一出梅雨季节，女儿就得了水痘。倒是没发烧，只是皮肤上起了些水疱，精神也不错。

医生给开了些外涂的药，像石膏一样白。正值炎热时节，女儿的皮肤都裸露在外面，这个 2 岁的顽皮女孩儿到处乱跑乱坐，家里所有的地方都被染上了白色。

清理起来可真是费了些力气，但给女儿涂药时她很开心，我忘不了女儿那天真的笑脸。

爱知县 31 岁·女性

3 岁的女儿烧到了 40 摄氏度，我急急忙忙带她去医院。女儿一进医院总是精神亢奋，体温上升。那天也一样，体温升到 42 摄氏度。医生让她打吊瓶，可是一听到护士说“妈妈在候诊室等一会儿”，女儿就大喊：“妈妈！妈妈！（护士）放开我！”

护士：“忍一下就舒服了，好吗？”

女儿：“别碰我！放开我！别过来！”

护士：“知道你不想打吊瓶，不过我们忍一下好吗？再过来一个人帮一下忙吧。”

女儿：“我说过了，放开我！别碰我！走开！”

护士：“精神头儿真足啊！不像是烧到 42 摄氏度的样子啊。（笑）”

女儿：“讨厌！放开我！我要从这儿出去！我要找妈妈！”

护士被女儿的气势镇住了，不由得笑出声来。想想也是，整个对话女儿可都是大喊大叫的呀。

亲子间的温馨故事②

读者的投稿之页

石川县 31 岁・女性

女儿迎来 1 周岁生日前后，我第一次带她回丈夫在千叶的老家。

经历了和爷爷奶奶初次见面的短暂喜悦之后，第二天早上，女儿 40 摄氏度的高烧让我们大吃一惊。

女儿第一次生病，还是出门在外……

不过因为有奶奶在，所以我心里很踏实，也没怎么着急。

女儿虽然在发烧，但只要感觉舒服一些，就开始不停地动，拼命地吃……（笑）

看着孙女贪婪地大吃草莓的样子，奶奶吃惊地说："这孩子真不怕发烧啊。"

埼玉县 32 岁・女性

有一部动画片，演的是在寒冷的冬季，一个男孩子为感冒卧床的妈妈去学习奶油浓汤的做法。

看过那部动画片后，我每次做奶油浓汤时，3 岁的女儿总是说："要是妈妈发烧了，我就给妈妈做奶油浓汤吃。"我心想："是因为孩子听过这样的故事啊！"不过自己的孩子能说出这样的话，我还是真心地回答："妈妈真高兴啊，谢谢！"

女儿第一次做的奶油浓汤，味道是清淡爽口，还是油腻厚重呢？

神奈川县 24 岁・女性

我的儿子今年 1 岁，已经住过两次医院了，平时也一直在跑医院。

孩子第一次发高烧是在 6 个月时，当时我不知所措。

我思前想后，烦恼不堪。到底是什么原因引起的呢？是因为那天带他去买东西了？是因为被大风吹到了？是因为被子没盖好？还是因为吃的东西有问题？

想得太多之后就不敢带孩子外出了。我知道不出门是不好的，可是孩子要是再烧得神志不清该怎么办呢？

主治医生和孩子的爷爷奶奶都说：“带孩子出去可以让他变得更强壮，接受外界的刺激不仅对孩子的身体有好处，还能增强孩子的好奇心。”想到他们的话，虽然有些担心，我还是带孩子到外面去了。

儿子的眼睛闪闪发光，有时会突然大叫“啊”，话也多起来了。两条小腿“吧嗒吧嗒”地蹬来蹬去，目光追逐着鸽子、小狗，看样子十分开心。

可是，与生俱来的体质就是这样，儿子又发高烧了。我伤心起来，哭着对孩子说：“对不起，对不起呀。”

猛然间看到儿子的眼睛，还是和平时一样亮闪闪的。发这么高的烧，一点儿精神也没有，手脚都动不了，可只有眼睛闪闪发光，判若两人。

真想再带他出去玩儿啊！

好几次烧得神志不清，可儿子都很配合治疗，像是在等待着病好之后再到外面痛痛快快地玩儿。儿子那小小的身体里蕴藏着的无限热情真是让我惊讶。

读者投稿之页

亲子间的温馨故事③

奈良县 33 岁 · 女性

女儿 3 个月体检时，医生说她得了遗传性过敏症，可能会出现过敏现象，5 个月时又到附近的医院验了血。这是我的第一个孩子，当时挺受打击的。

抽血时针头没能准确地找到血管，扎了好几次，女儿哭得惊天动地，我自己也不堪忍受。

花了 20 多分钟，血终于平安地抽完了，女儿的两条胳膊上用胶带缠了好多脱脂棉，让人看着心痛。压抑已久的情绪涌上心头，我忍不住流下了眼泪。

交费时护士看到我在哭，就对我说："这位妈妈，没关系的。你看，宝宝已经在笑了。"

我看看女儿的脸，刚才还哭得一塌糊涂的，现在就像是想鼓励我一样，正朝我微笑着。

千叶县 31 岁・女性

那是大儿子 4 岁、二儿子 1 岁半时的事儿。我正在做午饭，老二已经开始午睡了。

“睡着了呀？那我们先吃啦。”

“……” 老大看上去有些寂寞。

和老大吃过午饭，我无所事事，漫不经心地拨弄着熟睡中老二胖嘟嘟的小脸儿，居然也睡着了。

过了一会儿我突然注意到客厅有动静，准是兄弟俩在玩儿呢。“对不起呀，妈妈也睡着了。现在就给你准备午饭啊……”我边说边跑到客厅，居然看到老二正在狼吞虎咽地吃我刚才做的午饭呢。

午饭刚才明明放到了别处，这时却已经被盛到了盘子里，杯子里还倒上了牛奶！老大坐在旁边一边照顾弟弟，还一边和弟弟不停地说话，简直像个小大人儿一样。

“啊？这些都是你给弟弟准备的！？”

“嗯！我够不到盘子，是踩着椅子拿到的。”

哥哥是不是觉得弟弟一个人吃午饭挺可怜的呢？我被老大感动的同时，也在反省自己。不过，看到老二很开心，又想到老大开始萌发了当哥哥的意识，我还是欣喜万分。

大便的烦恼

人生各式各样，大便也形形色色

不必太在意大便的颜色、形状和次数

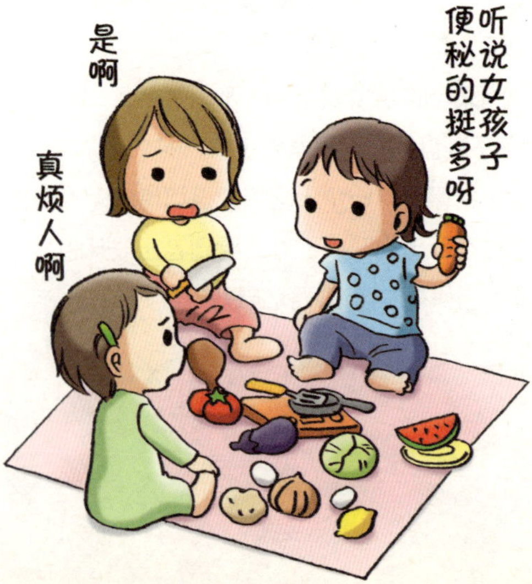

只要饮料、食物或身体情况稍有不同，婴儿大便的颜色和形状就会发生很大的变化。

经常听人说“大便是健康的晴雨表”，所以我们看到大便的情况和以往不同，就会担心起来：“孩子是不是生病了呢？”虽然医生说“大便呈白色、红色和黑色时要注意”，但实际上即使出现这样的大便，多数情况下也没什么问题。如果得了重病，除了大便发生变化外，身体还会发出其他的信号，所以只要情绪和平时一样稳定，我们就不用慌张。

如果实在是不放心的话，那就让我们来轻声哼唱：“人生各式各样，大便也形形色色。”说不定这样一来心情就会平静下来呢。

出生后大便的变化

出生后 1 周 ~1 个月

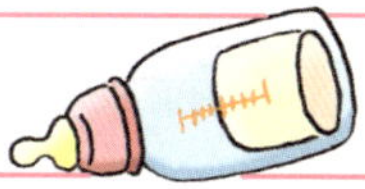

这个时期的婴儿一喝奶就会排便。哺乳次数多的孩子，每天排便多达 10 次以上。

因为只喝母乳或配方奶，所以婴儿的大便呈水样，十分柔软。有时混有白色颗粒状物质，这是没能消化吸收的母乳或配方奶中的成分凝固而成的。随着月龄的增加，婴儿的肠胃功能逐渐完善，这种情况就不明显了。

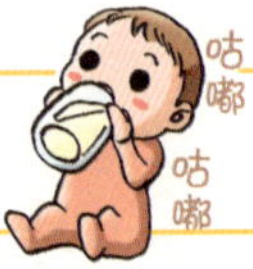

1个月～开始吃断乳食品之前

这个时期的婴儿能在腹中储存大便了，大便的次数逐渐减少。喂食母乳或配方奶等不同食物的婴儿、体质不同的婴儿，他们排便的次数、大便的硬度和颜色差异巨大。婴儿有时会排出绿色的大便，这并不是疾病；2、3 天不排便，只要精神好，正常进食母乳或配方奶，就不用担心。

有时大便中混有少量细线状或点状血液，这在母乳喂养的婴儿中十分常见，这也不是病态，以后会自然消失的。

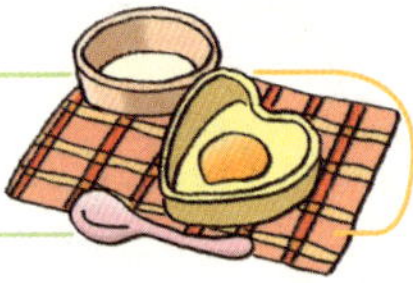

开始吃断乳食品后

此时幼儿的肠胃逐渐成熟，但和成人相比还有很大差距。在吃了某些食物或在某种身体状况下，孩子会拉出颜色发白的冰激凌色大便、颜色发红的砖色大便、颜色发黑的褐色大便。另外，幼儿“咀嚼食物”的能力还很差，有时也会把玉米或胡萝卜等食物整块儿地拉出来。

让幼儿摄取足够的水分，并且吃些豆类和海藻类等食物纤维丰富的食物，这样有利于排便。断乳食品要逐步增加，不要急于求成。

顺利排便的秘诀
是吃水分和食物纤维
丰富的断乳食品♪

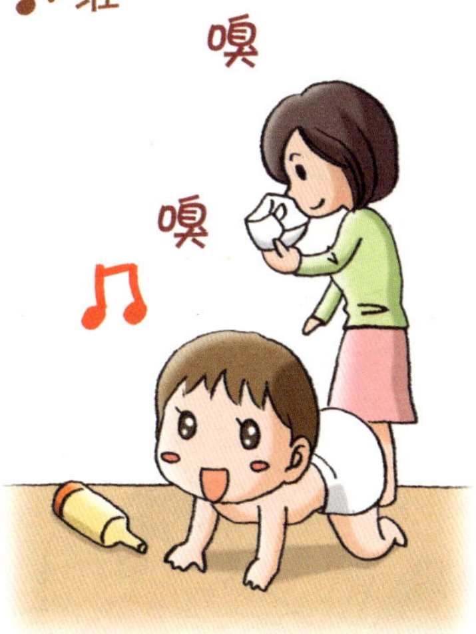

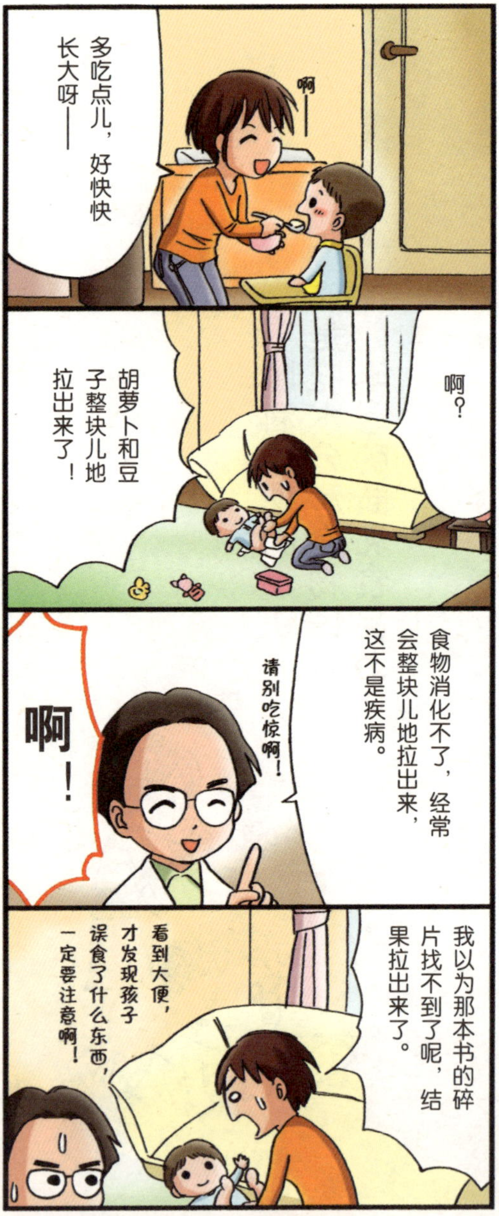
啊——
多吃点儿，好快快长大呀——
啊？
胡萝卜和豆子整块儿地拉出来了！
食物消化不了，经常会整块儿地拉出来，这不是疾病。
请别吃惊啊！
啊！
我以为那本书的碎片找不到了呢，结果拉出来了。
看到大便，才发现孩子误食了什么东西，一定要注意啊！

便秘的烦恼何其多

孩子诉说“肚子痛”，妈妈会担心得不知如何是好。

说到婴幼儿腹痛的原因，我们首先想到的是一定和便秘有关系。 实际上孩子到厕所排出大便，就什么事儿也没有了。另外吃饭时肠子会开始工作（特别是早上比较活跃），通过蠕动来排出食物，有时孩子也会因此感到腹痛。

如果孩子会说“肚子疼”，妈妈马上就能明白，可是我们却无法期待不会说话的婴儿做如此表达。妈妈只能观察婴儿配方奶的饮用量是不是和平时一样，婴儿情绪是不是良好，是不是有呕吐现象，通过这些情况做出判断。我们可以通过给孩子食用富含食物纤维的食物、顺时针按摩腹部，或是用棉签刺激和灌肠的办法来解决孩子便秘的问题。

预防便秘的关键也是“水”。

不过，单纯让孩子摄入大量的水分，会形成小便排出体外。
为保持大便中的水分，还是给孩子多吃些富含食物纤维的食物吧。

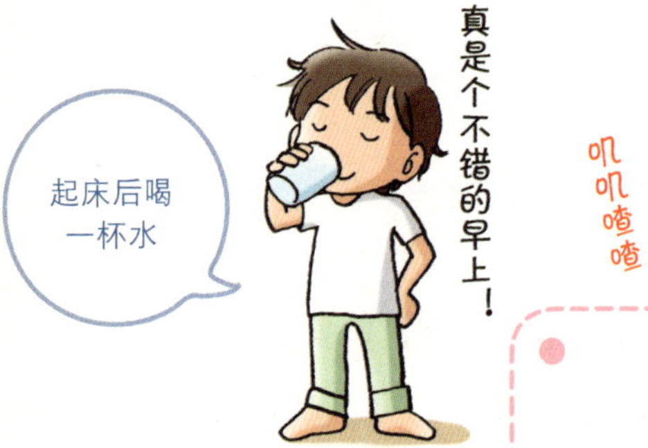

起床后喝一杯水
真是个不错的早上！
叽叽喳喳

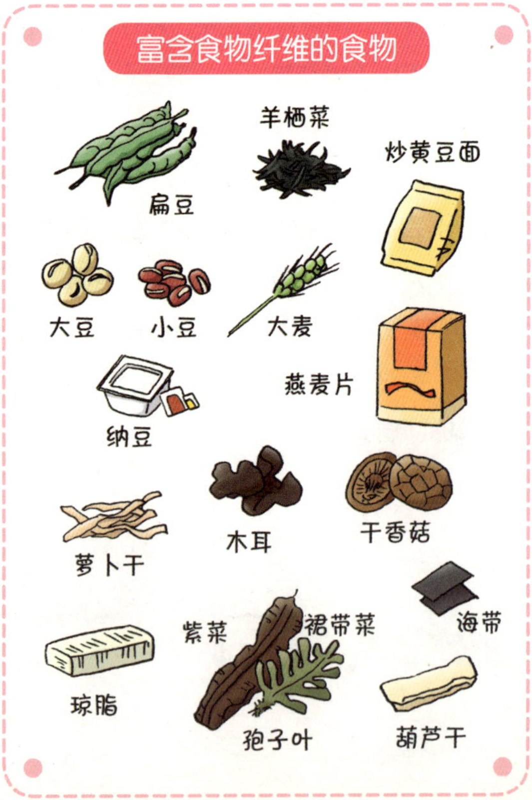

富含食物纤维的食物
扁豆
羊栖菜
炒黄豆面
大豆
小豆
大麦
纳豆
燕麦片
萝卜干
木耳
干香菇
琼脂
紫菜
裙带菜
海带
孢子叶
葫芦干

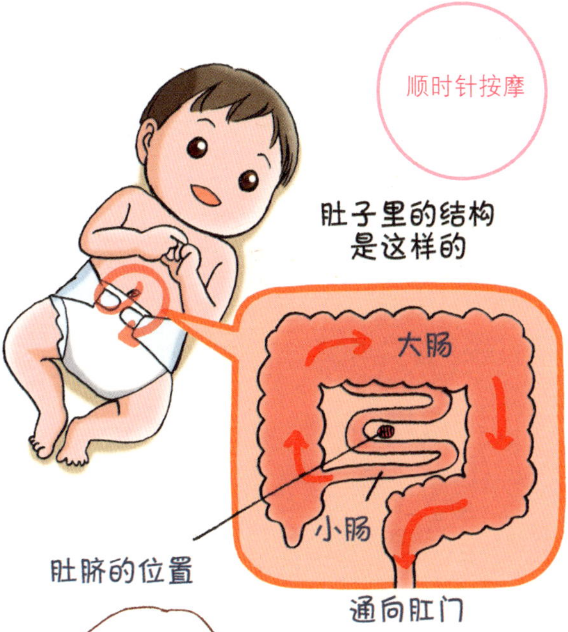

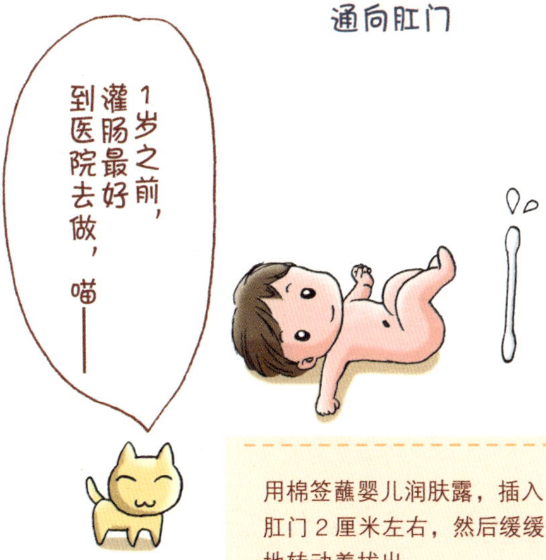

用棉签蘸婴儿润肤露，插入肛门 2 厘米左右，然后缓缓地转动着拔出

皮肤的问题

婴儿的皮肤十分敏感，

需要水和油脂的呵护

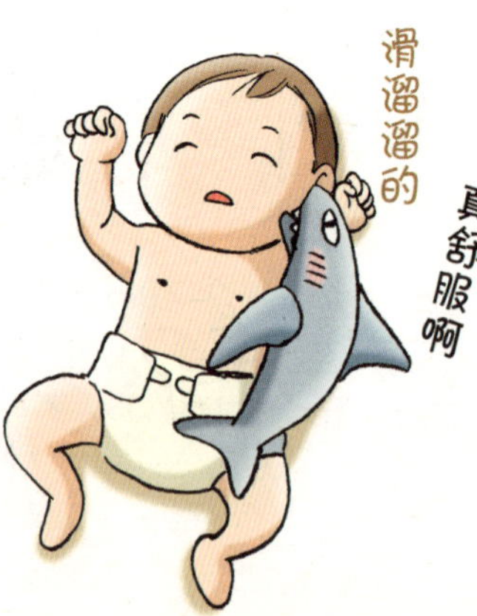

水和油脂关系密切

婴儿的皮肤出现问题，妈妈很容易发现，也很容易放心不下。那么我们该怎样护理婴儿敏感的皮肤呢？护理的关键是“水”，而保护皮肤屏障功能的油脂也同样重要。

皮肤表面的油脂可阻挡有害物质、细菌和真菌侵入皮肤，防止水分的蒸发。

如何保护皮肤不受刺激？

皮肤出现问题，往往陷入这样的恶性循环：刺激物入侵→发痒→抓挠→屏障功能被破坏→刺激物入侵→更痒→抓挠→……

最重要的是不要刺激皮肤。

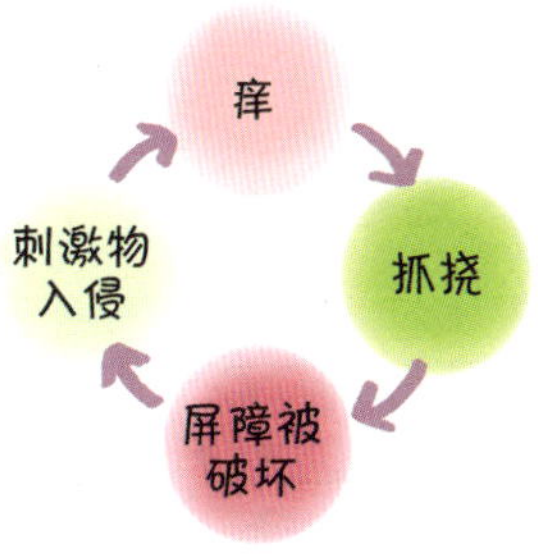

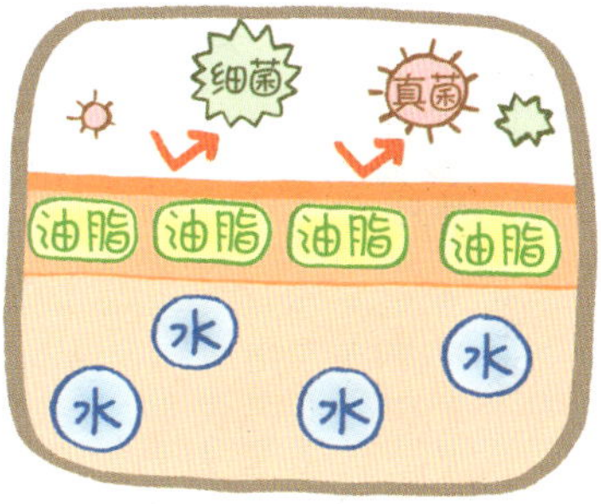

具体要注意以下事项。

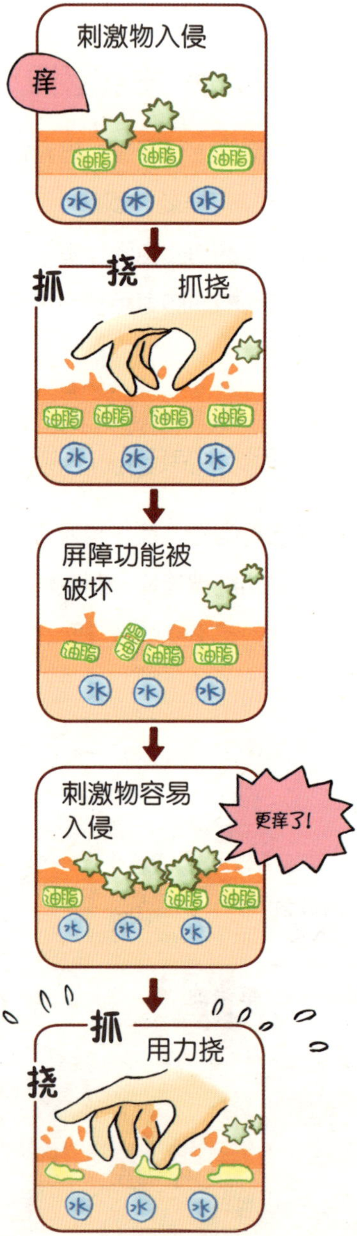

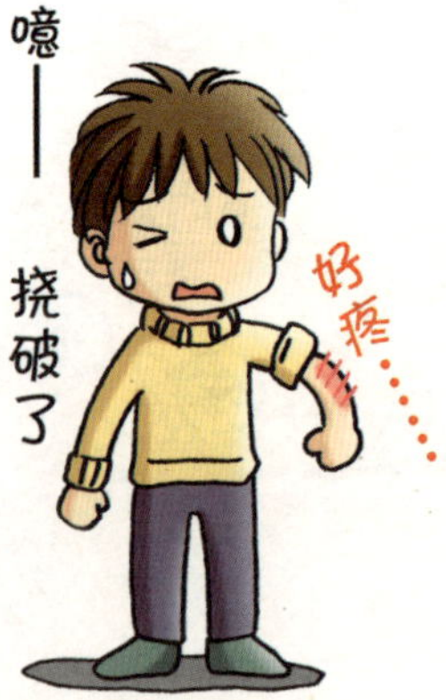

衣服

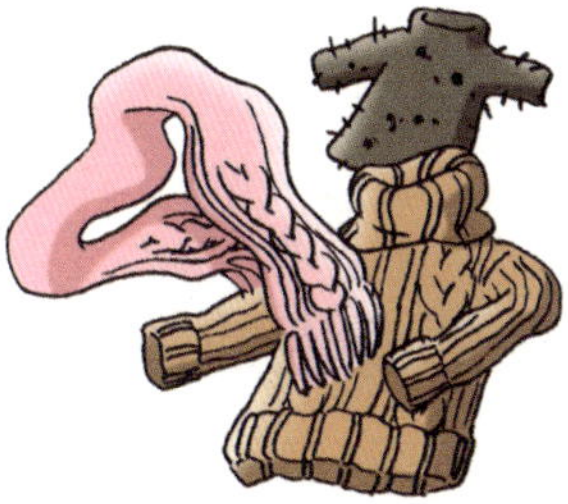

避免穿紧贴在身上的衣服、带毛刺或硬邦邦的衣服。

洗衣粉、柔顺剂

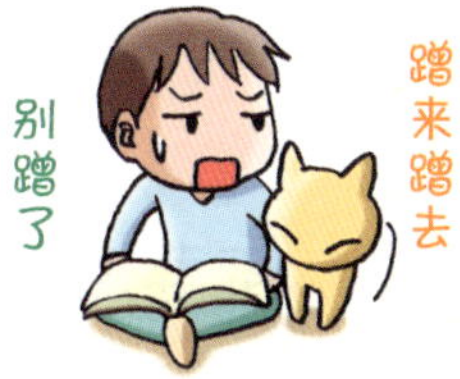
蹭来蹭去
别蹭了

洗衣粉或柔顺剂有时会刺激皮肤，不过我们很难注意到。因此能不用的尽量不用。用的话也要好好漂洗。

洗澡水不要太热

洗澡水太热容易加重皮肤瘙痒。

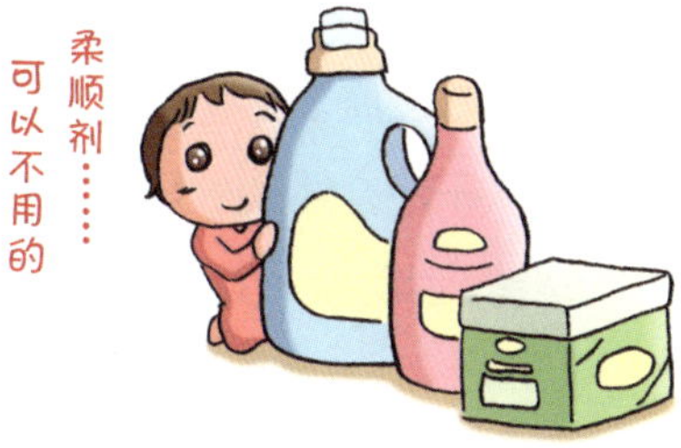
柔顺剂……
可以不用的

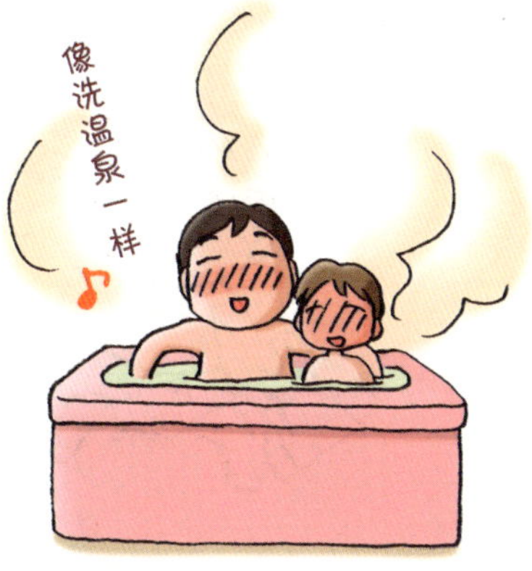
像洗温泉一样

洗掉身上的汗水和污物

汗水、口水或食物粘在皮肤上，要给孩子冲洗掉。用香皂或洗发液后，要注意冲洗干净。

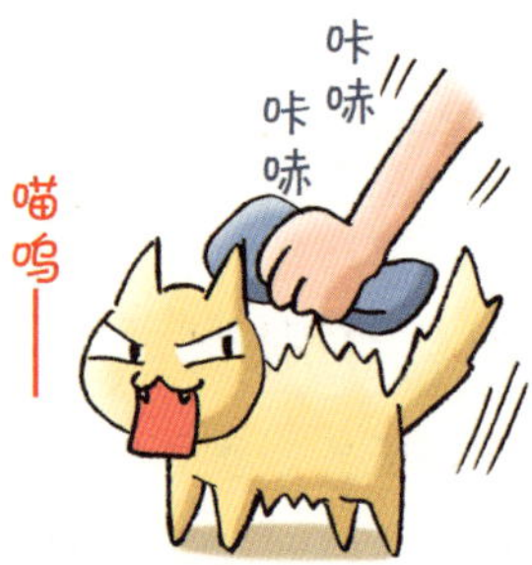

不要摩擦皮肤

不要为了保持皮肤的清洁，就用湿纸巾反复擦拭皮肤，或用力搓洗皮肤。这样做不仅不会使皮肤干净，还会破坏皮肤的屏障功能，引起恶性循环。

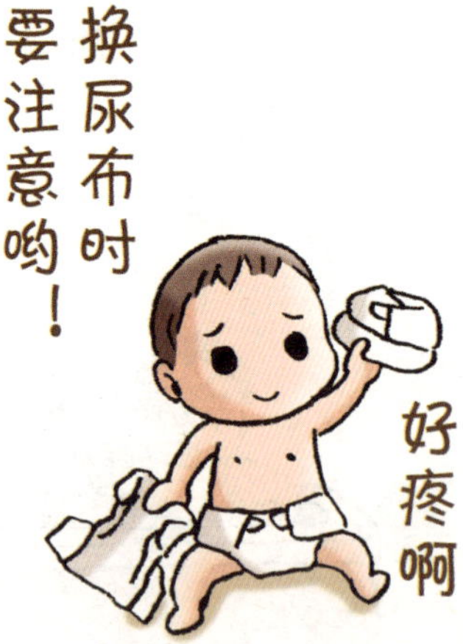

婴儿比成人少穿一件衣服会感到更舒适

婴儿在午睡或大声哭喊时，就像刚洗过澡一样，浑身大汗淋漓。婴儿的身体虽小，毛孔的数量却和成人相同，因此婴儿非常容易出汗。

身体将多余的水分排出体外，这是“尿液”；而排出多余的热量，则是“汗液”。

婴儿容易出汗是因为他们的新陈代谢旺盛，需要通过汗液的形式不断地将体内的热量排出体外。所以给婴儿穿衣服可以比成人少一件。

夏天我们往往担心婴儿起痱子。要想预防痱子，首先要少穿衣服，不要让身体出多余的汗。在室内要正确使用空调，让孩子舒适地度过夏天。

到了冬天，有些妈妈觉得“孩子得了感冒就可怜了”，于是给孩子穿很厚的衣服。有的孩子甚至需要脱掉 4 层衣服之后，才能把听诊器放在胸前。这样一来，孩子身体积蓄的热量过多会导致大量出汗，而且 4 层衣服紧紧地裹在身上，即便是冬天也会起痱子。要是外出时穿的衣服过多，回到家之后或是进入有空调的屋子里，还是应该给孩子脱掉一件衣服。

（刚出生不久的婴儿汗腺的功能尚不完善，他们是不会出汗的。随着身体的成长，才开始出汗。）

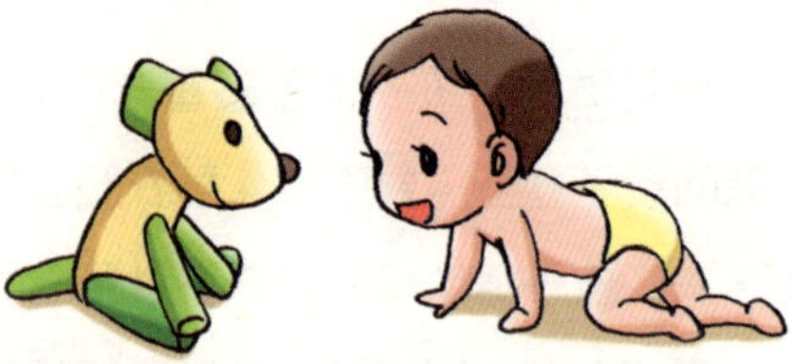

不同发育阶段的皮肤护理

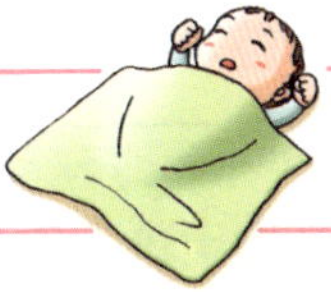

出生后～6个月

这段时间婴儿皮肤的油脂较多。如果油脂过多引发湿疹，可用香皂将油脂洗掉。

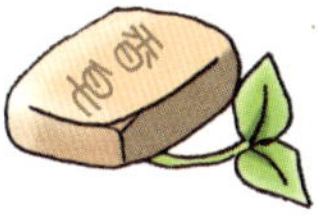

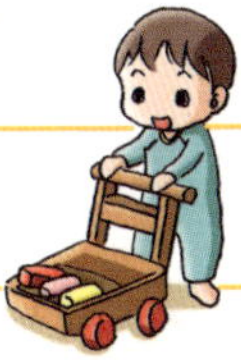

6个月～2岁左右

油脂减少，皮肤变得干燥，要慎用香皂。可使用保湿剂保护皮肤的屏障功能。皮肤干燥时在洗澡后应涂抹保湿剂。如果不及时涂抹保湿剂，皮肤中的水分就会迅速流失，所以汗水干了以后（大约洗澡后15分钟左右）要迅速涂抹保湿剂。

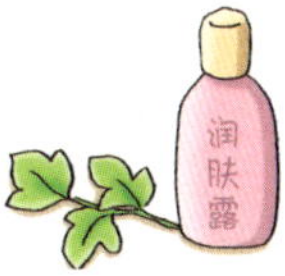

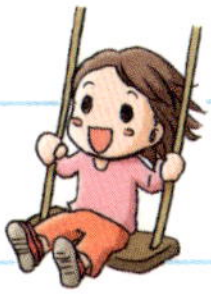

2岁以后

皮肤的屏障功能健全起来，皮肤会恢复润泽。可以不再限制使用香皂。

担心出湿疹时的断乳食品

婴儿出湿疹和断乳食品有很大的关系。婴儿的三大过敏原（引起过敏反应的东西）为鸡蛋、牛奶（乳制品）和小麦。如果食用了某种食品后嘴唇周围变红，或是身上出荨麻疹或湿疹，那么最好在一段时间内控制食用这种食品。随着孩子的成长，食用鸡蛋、牛奶（乳制品）和小麦后的过敏反应会逐渐消失。妈妈们总是拿自己的孩子和周围的孩子比较，听说“隔壁的孩子已经开始吃断乳食品了”，于是就着急起来：“我们差不多也该……”其实早吃断乳食品并不好。要是担心孩子出湿疹的话，还是最好和保健医生商量后，再决定开始吃断乳食品的时间。在这个问题上，妈妈们要采取沉着冷静的态度——“别人是别人，自己是自己”。

食物中的甜食（白糖）会减弱人体的自愈能力，延缓伤口愈合的时间。要控制孩子进食含有大量白糖的点心和清凉饮料。此外，辣的东西会加重皮肤瘙痒，注意食用要适量。

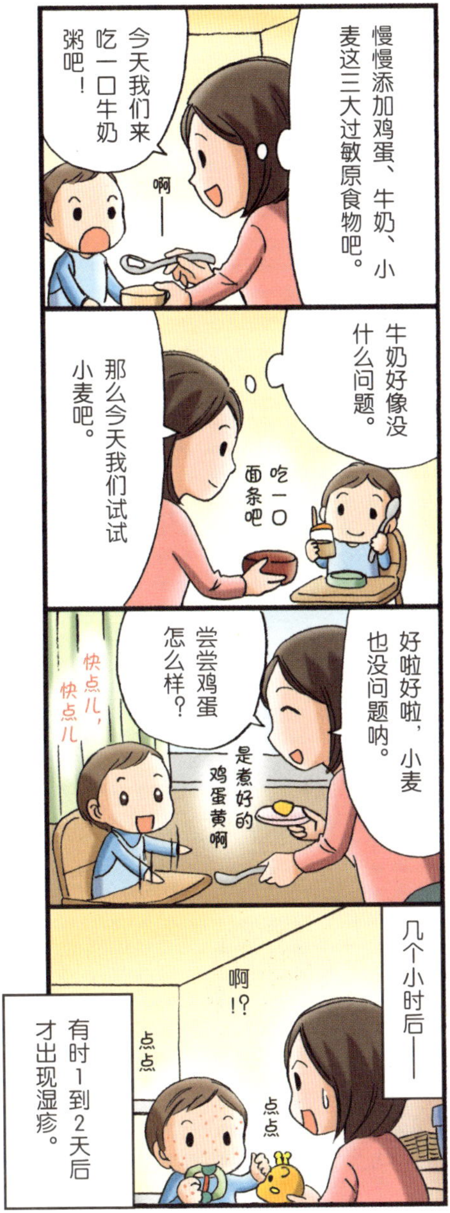
慢慢添加鸡蛋、牛奶、小麦这三大过敏原食物吧。
今天我们来吃一口牛奶粥吧！
啊——
牛奶好像没什么问题。
那么今天我们试试小麦吧。
吃一口面条吧
好啦好啦，小麦也没问题呐。
尝尝鸡蛋怎么样？
是煮好的鸡蛋黄啊
快点儿，快点儿
几个小时后——
啊!?
点点
点点
有时1到2天后才出现湿疹。

感冒时身上起红疹子是其他疾病吗?

孩子感冒有时身上起红疹子。同是感冒，也分为“肠胃型感冒”和咽喉疼痛的感冒，而身上起红疹子是皮肤得了“感冒”。这种红疹子几天之内就会悄然消失，所以我们不用担心。

红疹子也会出现于口腔中，其中一部分发展为口腔炎。口腔炎过几天也会痊愈，但由于口腔内疼痛，有些婴儿表现得情绪欠佳，饭也吃不下去。这种时候孩子想吃什么，给他吃什么就可以了。不过要注意让孩子摄入足够的水分。

妈妈们可能担心红疹子退下去以后会留下疤痕，不过不用担心，只要不是用力抓挠导致皮肤严重破损，是不会有什么问题的。

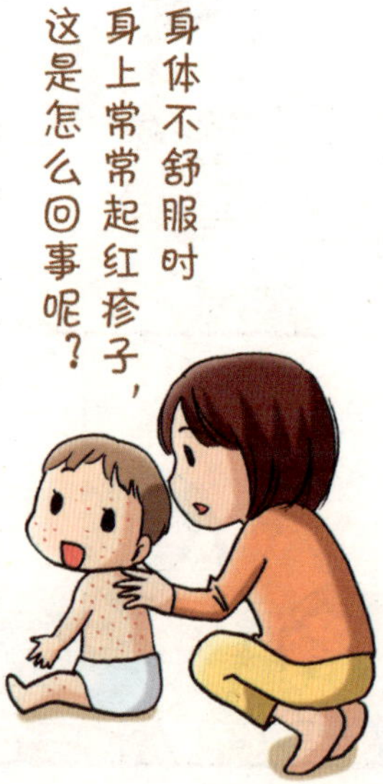

身体不舒服时
身上常常起红疹子，
这是怎么回事呢？

过敏性皮炎的正确护理方法

婴幼儿患过敏性皮炎，与积极治疗相比，我们更应该考虑的是不要让病情恶化。

所谓“不要让病情恶化”，就是控制炎症，保持皮肤清洁，不要刺激皮肤。只要采取了这些措施，几乎所有的过敏性皮炎都会随着孩子的成长而消失。妈妈们可能会担心“是不是一辈子都治不好”，不过我们用不着过于烦恼，最重要的还是精心护理孩子的皮肤，直到症状消失为止。

另外，皮肤专家有一个很有名的说法，就是“鼻头部位不会发生过敏性皮炎”。这是因为像鼻头那样油脂丰富的部位水分非常充足，所以是不会发生过敏性皮炎的。通过这种现象我们可以看到油脂和水分的重要性。

如厕、尿床

裹尿布的日子不要心急，

要多鼓励孩子，耐心度过

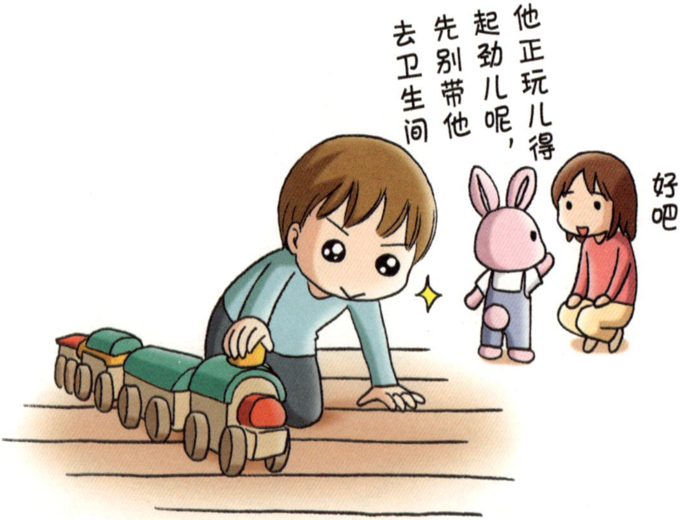

不是“撤掉尿布”，而是“不需要尿布了”

常听父母们说“要给孩子撤掉尿布”，其实尿布并不是父母们给孩子撤掉的。婴儿在与周围人的交流中，逐渐理解到“尿尿和拉便便是要去厕所的”，于是随着一天天长大，他们就逐渐不需要用尿布了。这和他们主动不再吃母乳是一样的。爸爸和妈妈只要给“不需要尿布”的孩子一些支持就可以了。

不过，看到周围的孩子一个个都撤掉尿布了，父母们还是会感到很大的压力。育儿书上写着“2 岁撤掉了尿布”，或是“经过一周的训练就撤掉了尿布”，父母们读过后无论如何都会焦虑起来。实际上**每个孩子撤掉尿布的时间是有个体差异的，并不是早撤掉尿布的孩子就优秀，晚撤掉尿布的孩子就比别的孩子差。**最重要的是顺应孩子的成长阶段，做到“不要心急”、“多鼓励孩子”和“耐心”。

不要心急

以前不少人从婴儿出生 9 个月起就早早开始训练婴儿排尿。当然，因为婴儿什么也不明白，父母就只能看着表按时给婴儿拿掉尿布，然后让婴儿坐在便盆上，同时发出“嘘——”的声音。但人们逐渐发现，这种附带条件的早期训练容易导致孩子后来尿床，反倒没什么好处，于是后来比较普遍的做法是晚些时候再对婴儿进行排尿训练。

最近，人们开始认为等孩子能按照大人的话行动以后再进行排尿训练比较好，2 岁开始也不算晚，这种想法逐渐成为主流。当然，因为从 2 岁左右才开始进行排尿训练，不少孩子就要等到 3、4 岁时才不需要裹尿布了。

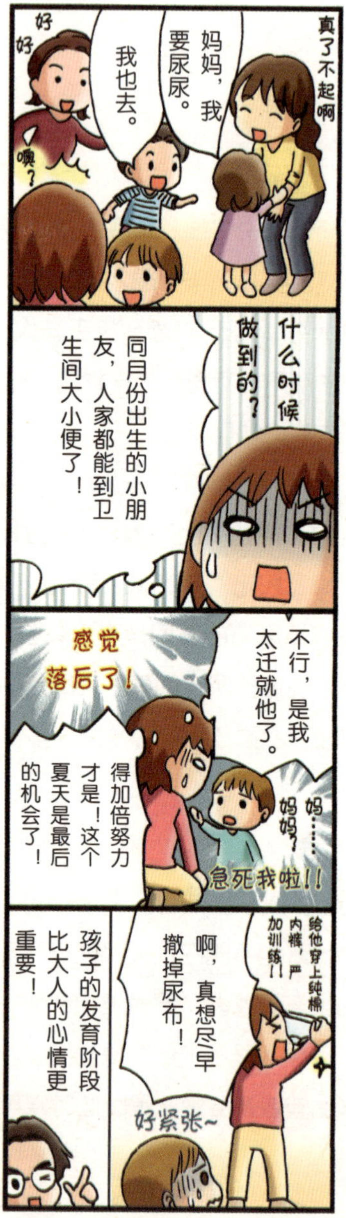
真了不起啊
妈妈，我要尿尿。
我也去。
好好
噢？
什么时候做到的？
同月份出生的小朋友，人家都能到卫生间大小便了！
不行，是我太迁就他了。
感觉落后了！
妈……妈妈？
得加倍努力才是！这个夏天是最后的机会了！
急死我啦！！
给他穿上纯棉内裤，严加训练！！
啊，真想尽早撤掉尿布！
好紧张~
孩子的发育阶段比大人的心情更重要！

多鼓励孩子

孩子在卫生间排尿后，我们要及时表扬孩子“做得真不错呀”，和孩子共同分享这份喜悦。看到妈妈开心的样子，孩子也会非常高兴，下一次他就愿意到卫生间排尿了。

婴儿是依恋尿布的。撤掉尿布时与其用否定的方式对孩子说“不能用尿布了”，倒不如让孩子感觉“到卫生间尿尿多舒服，多快活”。

相反，在孩子尿床时，妈妈不要发火儿，也不要心情沮丧，要替孩子表达出他的心情：“宝宝也不愿意是不是？”“真不舒服啊。”

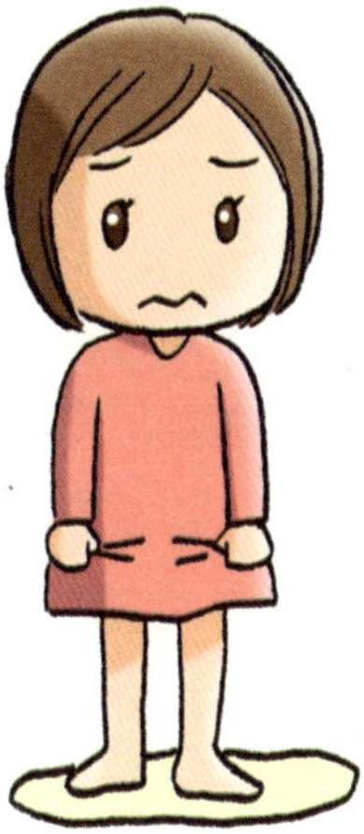

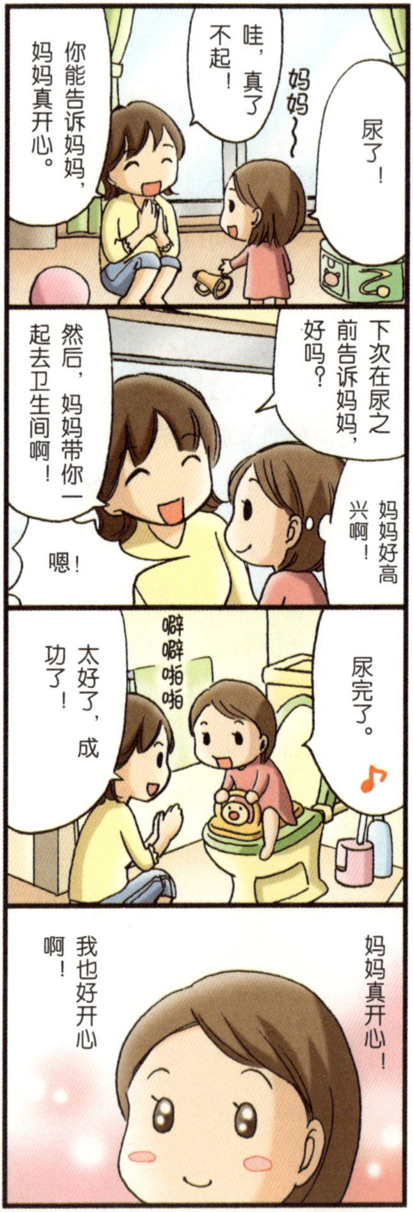
尿了！
妈妈～
哇，真了不起！
你能告诉妈妈，妈妈真开心。
下次在尿之前告诉妈妈，好吗？
妈妈好高兴啊！
然后，妈妈带你一起去卫生间啊！
嗯！
尿完了。
噼噼啪啪
太好了，成功了！
妈妈真开心！
我也好开心啊！

耐心度过

问孩子“有尿吗”，孩子却不能回答，这是因为他们还不知道“有尿”是一种什么样的感觉。看起来孩子在一天天长大，可还是有些地方尚未成熟，所以他们往往因为热衷于玩耍而把裤子尿湿。孩子不愿意坐马桶，是因为他们讨厌被妈妈强迫坐马桶的感觉；他们只愿意在尿布里大便，是因为尿布让他们感到放心。

不过，总是这么下去，妈妈就会感到担心，会情不自禁地焦虑起来。明明知道不应该这样，可还是在孩子面前表现得灰心丧气，一次又一次地催问孩子“有尿吗”，或是怒斥孩子“怎么又随便乱尿了”？

撤掉尿布需要经历一个反反复复的过程。孩子常常会在生病时倒退回原有的状态。当孩子不愿意去卫生间时，还是不要强迫他们，妈妈们要用长远的眼光照料自己的孩子。

× 催促和训斥

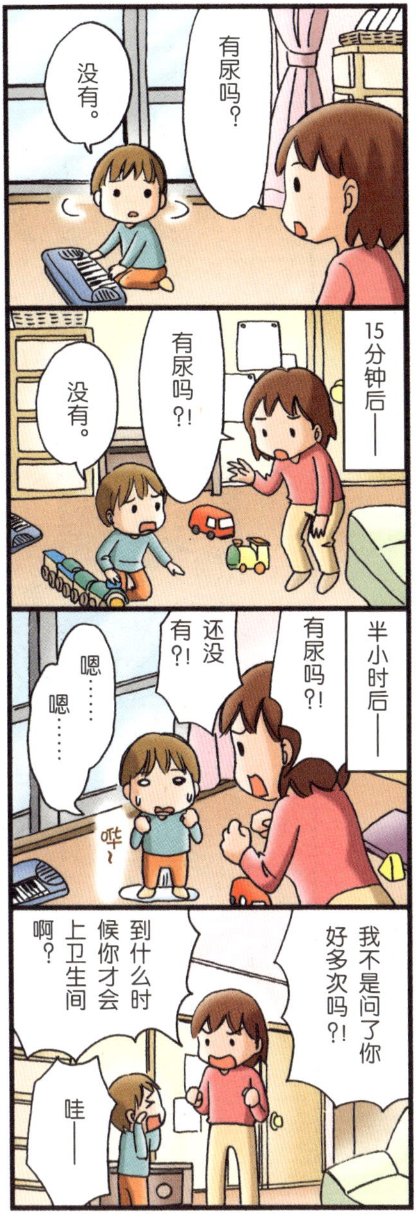

有尿吗?
没有。
15分钟后——
有尿吗?!
没有。
半小时后——
有尿吗?!
还没有?!
嗯……
嗯……
哗~
我不是问了你好多次吗?!
到什么时候你才会上卫生间啊?
哇——

○ 这是一个反反复复的过程，要耐心对待

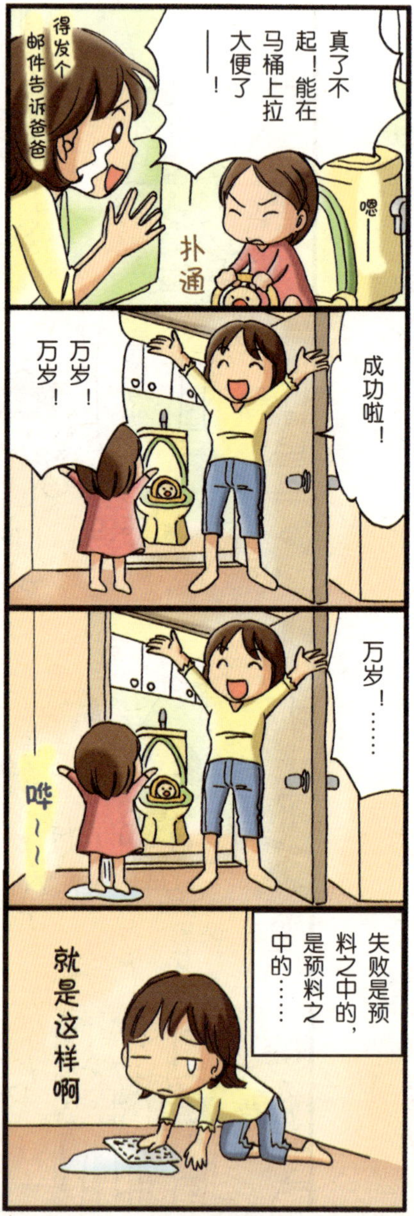
真了不起！能在马桶上拉大便了——！
嗯——
扑通
得发个邮件告诉爸爸
成功啦！
万岁！万岁！
万岁！……
哗~~
失败是预料之中的，是预料之中的……
就是这样啊

独立如厕的 5 个步骤

对幼儿进行如厕训练要逐步进行，在不同的阶段，妈妈要采取不同的方式支持孩子。

❶ 让孩子知道大小便应该去卫生间

换尿布时顺便告诉孩子：“宝宝拉臭臭了呀。”告诉孩子卫生间是干什么的：“有尿的时候，要到这儿来呀。”

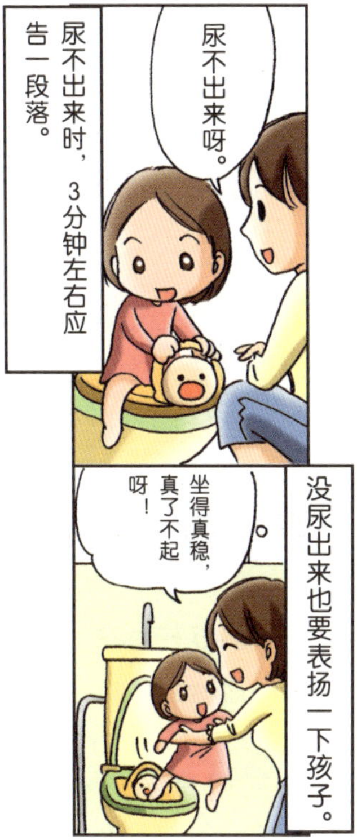

尿不出来时，3分钟左右应告一段落。
尿不出来呀。
没尿出来也要表扬一下孩子。
坐得真稳，真了不起呀！

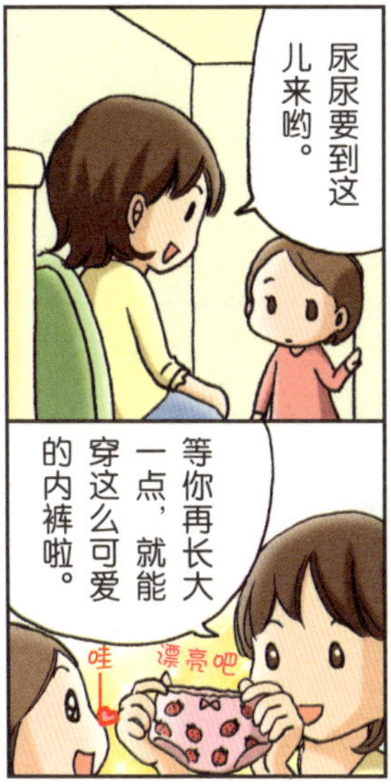

尿尿要到这儿来哟。
等你再长大一点，就能穿这么可爱的内裤啦。
漂亮吧
哇

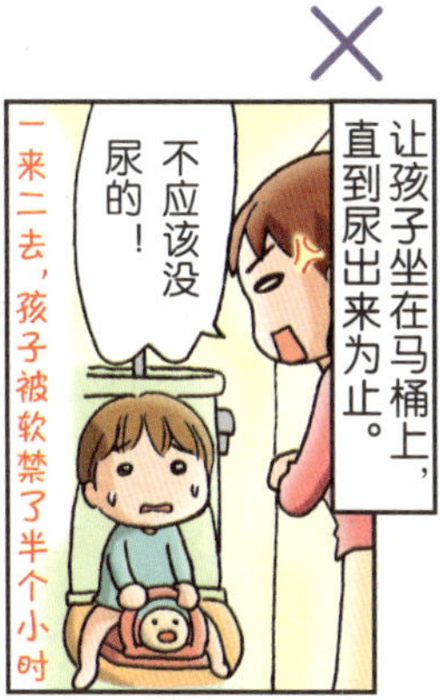

让孩子坐在马桶上，直到尿出来为止。
不应该没尿的！
一来二去，孩子被软禁了半个小时

❷ 让孩子尝试利用卫生间或马桶

❸ 活动的间隙，带孩子到卫生间

早上起床后、饭后或出门之前，妈妈主动带孩子去卫生间：“来，我们去尿尿吧。”

如果孩子不愿意去，就不要强迫。

❹ 等待孩子自己说出“我要小便”

发现孩子能憋一会儿尿了，也不要着急，等到孩子有尿意（坐立不安）时再问他。

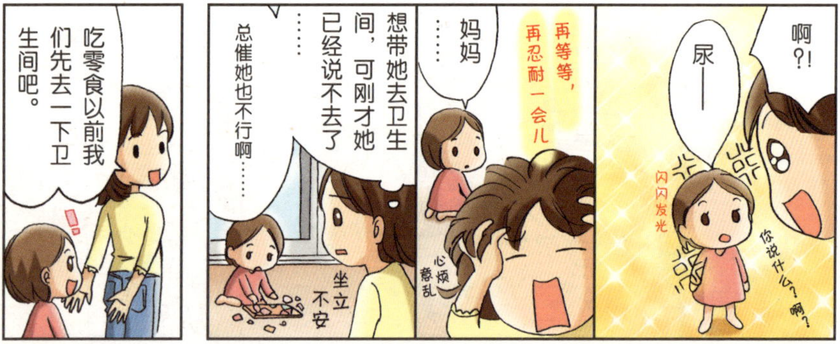
吃零食以前我们先去一下卫生间吧。
想带她去卫生间，可刚才她已经说不去了……
总催她也不行啊……
坐立不安
妈妈……
再等等，再忍耐一会儿
心烦意乱
尿——
啊?!
闪闪发光
你说什么?啊?

“是不是要小便？”孩子能回答：“嗯，要小便。”那么孩子就学会了用语言表达要小便的感觉。孩子在卫生间小便后，妈妈要嘱咐他们：“下次要小便的时候，可要告诉妈妈哟。”孩子非常喜欢模仿，大人要上卫生间时，也可以说一声“我要去小便了”。

等到孩子自己能说“我要小便”的时候，离撤掉尿布也就为时不远了。

❺ 关键在于妈妈不要焦虑

感觉不胜其烦时，不妨暂时停止对孩子的如厕训练。

有人说：“得让孩子尝尝尿湿裤子的难受滋味儿，否则是撤不掉尿布的。”不过，在孩子的身体尚无能力应对这一问题时，就突然间给他换上内裤，接下来妈妈收拾起来可就麻烦了。孩子看到妈妈的那副样子之后，也会产生挫折感。还是先让孩子带着尿布进行训练，感觉差不多该撤掉尿布时再换上内裤吧。

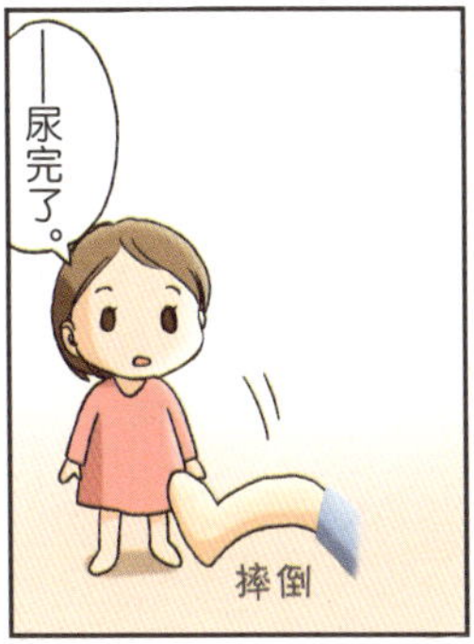

——尿完了。
摔倒

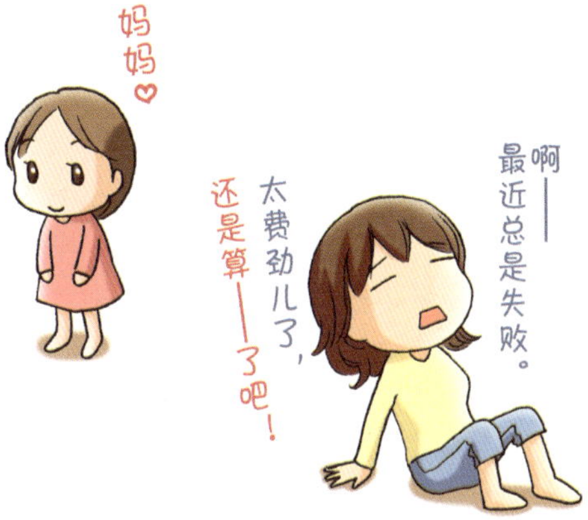

妈妈♡
啊——最近总是失败。
太费劲儿了，
还是算——了吧！

对待尿床问题，父母的态度很重要

即便是白天已经撤掉了尿布，也很难保证孩子夜晚不尿床。

孩子为什么会尿床呢？这是因为孩子夜晚入睡期间产生的尿量和储存尿液的膀胱的容量处在一种不平衡的状态下。如果夜晚入睡时产生的尿量过多，或是膀胱的容量过小，孩子就会尿床。

当然，孩子要是在半夜产生尿量较多时清醒过来，也就不会尿床了。可糟糕的是产生了大量的尿液却醒不过来，结果就全都尿在被子里了。

妈妈们往往会想："是不是孩子的精神太紧张了？""是不是自己的养育方法有问题？"其实并不是这样，而且这个问题也不是通过训练就能解决的。

尿床的现象会随着孩子的成长而消失，妈妈们要注意"不要叫醒孩子"、"不要焦虑"、"不要发火儿"。

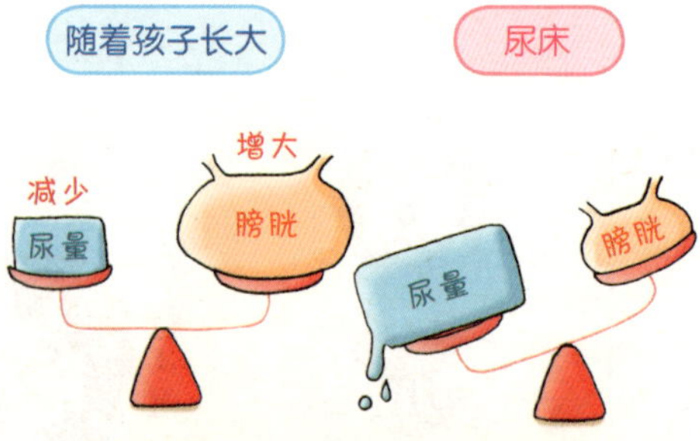

随着孩子长大，夜间产生的尿量和膀胱的容量逐渐趋于平衡。

不要叫醒孩子

半夜叫醒孩子，会对孩子入睡期间分泌抗利尿荷尔蒙产生影响，从而延长孩子尿床的时间。

不要焦虑

父母或是急着让孩子赶快度过这个阶段，或是对孩子尿床喋喋不休，这都会减弱孩子努力的热情。妈妈们迫切的心情是可以理解的，但最重要的还是孩子自己的心情。

不要发火儿

尿床并不是孩子故意的。妈妈警告也好，发火儿也好，不仅治不好孩子的毛病，还会给孩子增加精神压力，有损孩子的自我肯定感，让他们以为自己是个什么也做不好的孩子。我们不妨以豁达的态度对待这个问题，做好孩子要尿一阵子床的思想准备。妈妈们可以想些办法，比如减少晚间的饮水量，给孩子铺上防水垫等。

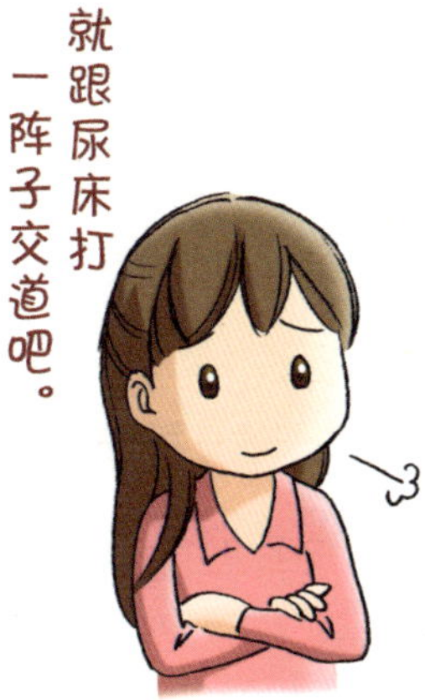

明桥医生的咨询室

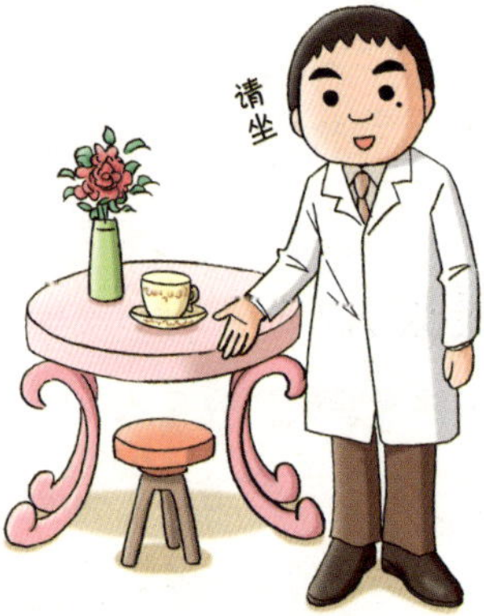

婴儿困倦时为什么磨人?

婴儿在困倦时总是莫名其妙地磨人。肚子吃得饱饱的，尿布也换干净了，明明困倦了，却偏偏要“哇哇”大哭。“都困成这样了，赶快睡不就完了！！”真想教训这孩子一番，可是训斥反倒让宝宝哭得更起劲儿了。

婴儿在困倦时到底为什么会这么磨人呢?

事实上，困倦是人的神志不够清醒的状态。人在处于这种状态下时就会乱吵乱闹，非常容易情绪化。

我们经常能看到醉酒的人脚步踉跄，却还在与人纠缠不休：“喂，别胡扯了！”再不就是大吵大闹，闹着闹着就睡着了。婴儿的情况与此相同。

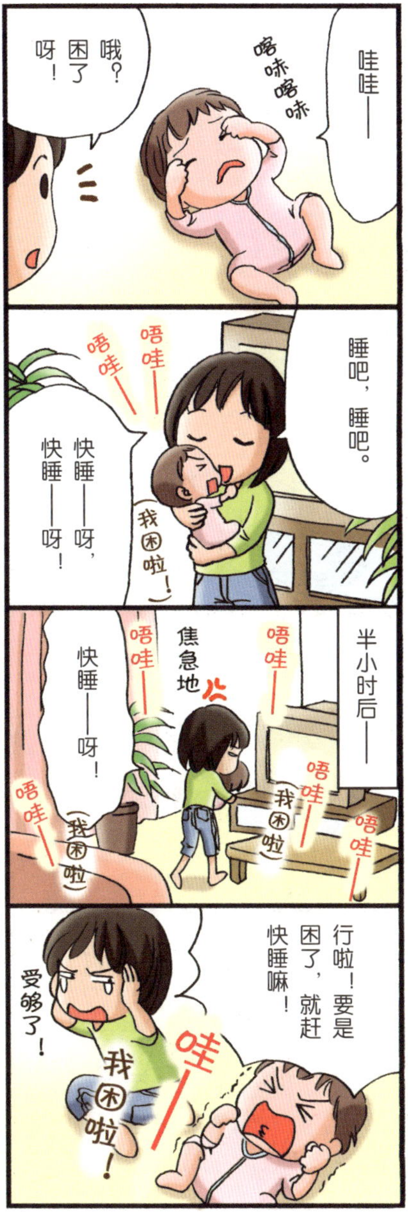

哇哇——
喀哧喀哧
哦？困了呀！
睡吧，睡吧。
唔哇——
唔哇——
快睡——呀，快睡——呀！
我困啦！
半小时后——
唔哇——
焦急地
唔哇——
快睡——呀！
唔哇——
我困啦
唔哇——
唔哇——
我困啦
行啦！要是困了，就赶快睡嘛！
哇——
受够了！
我困啦！

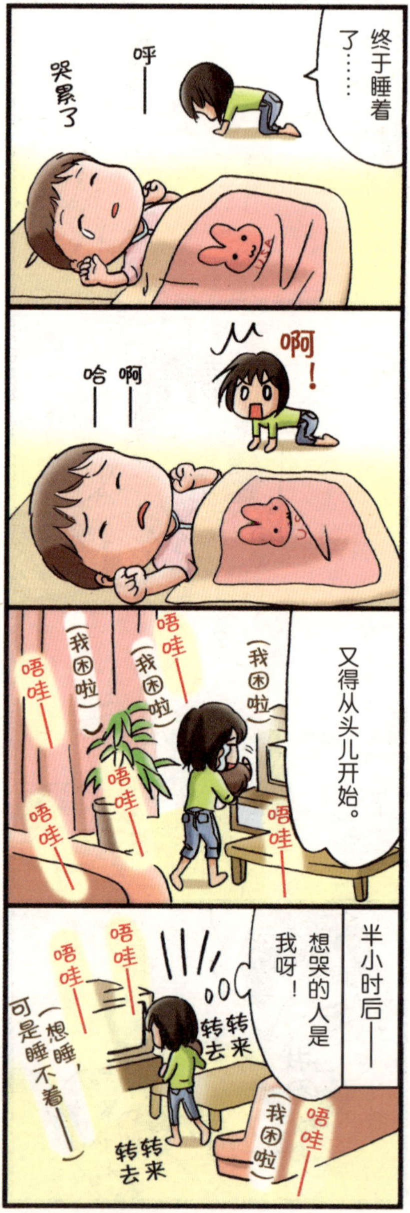
终于睡着了……
呼——
哭累了
啊！
啊——
哈——
又得从头儿开始。
（我困啦）
唔哇——
（我困啦）
唔哇——
（我困啦）
唔哇——
唔哇——
唔哇——
半小时后——
想哭的人是我呀！
唔哇——
唔哇——
转来转去
（想睡，可是睡不着——）
唔哇——
（我困啦）
转来转去

也有些婴儿入睡很快，但这毕竟是少数，大多数婴儿在感到困倦、神志变得不够清醒时，会通过磨人的方式表达他们困倦却难以即刻入睡的不舒适感。

他们表达的形式不尽相同，有的只有吃着奶才能入睡，有的玩儿命哭闹，折腾1个多小时之后才好不容易入睡。

好不容易睡着了，又会在大半夜哭醒。

我家的老大小时候每天夜里都会哭闹，真是折磨人。光抱在怀里哄还不行，必须抱着他在屋子里走来走去。于是我们每天晚上都抱着孩子，像狗熊一样在家里转来转去。

好不容易哄睡着了，把孩子轻轻放到床上，那小家伙又玩儿命地哭起来，又得从头开始哄起，弄得大人比孩子更想哭。那段时间就这样反反复复。

婴儿夜间哭闹的现象并不会一直持续下去，大概到1岁半左右就自行消失了。

随着孩子的成长，对孩子“不睡觉”的烦恼会变成“你要睡到什么时候”的唠叨，那时候反而会怀念哄孩子睡觉的时光了。这个阶段虽然辛苦难耐，不过还是希望夫妻二人同心协力，在各自的家庭中开动脑筋，耐心地对待这种现象。

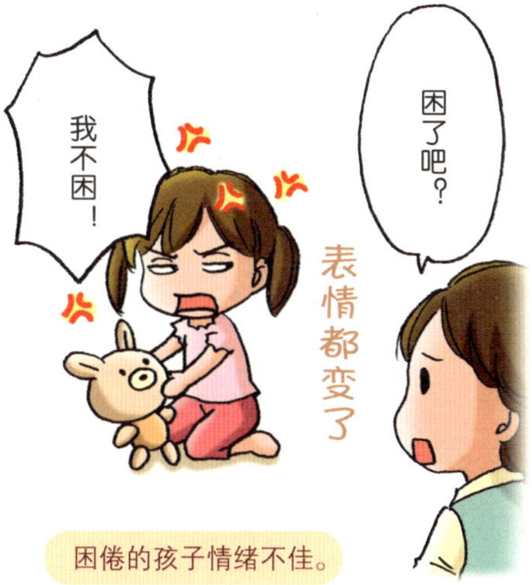

困倦的孩子情绪不佳。

母乳喂养到何时为好？

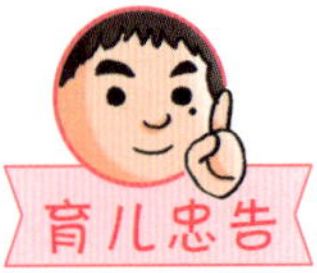

母乳的作用不仅仅是给孩子的身体提供营养。被妈妈搂在怀里，嘴里含着妈妈的奶头，孩子心里会感觉非常踏实。所以**母乳对于孩子内心的稳定也十分重要。**

过去说到“断奶”，普遍的做法是强迫孩子不再吃母乳，而如今的主流趋势是等待孩子自然而然地不再需要吃母乳，所以我们不用急着给孩子断奶。

孩子过了1周岁生日，当断乳食品成为主要的营养来源时，周围的人便开始提醒妈妈们：“打算给孩子喂奶喂到什么时候啊？”**我认为只要孩子自己想吃，就可以让他吃。**孩子精神好，玩儿得开心，饭吃得香，体重不断增长，那么母乳喂养到2、3岁也没什么问题（有人认为母乳是随着孩子的成长而分泌的，在母乳分泌期间可以一直给孩子吃）。

慢慢地，孩子只靠母乳获取的营养就不够了，他们开始渴望母乳以外的食品。另外，随着活动范围的扩大，吸引孩子的东西逐渐增加，他们对母乳的热情逐渐减弱，最终将自然断奶。

× 被周围的言论所左右，忽视孩子的心情

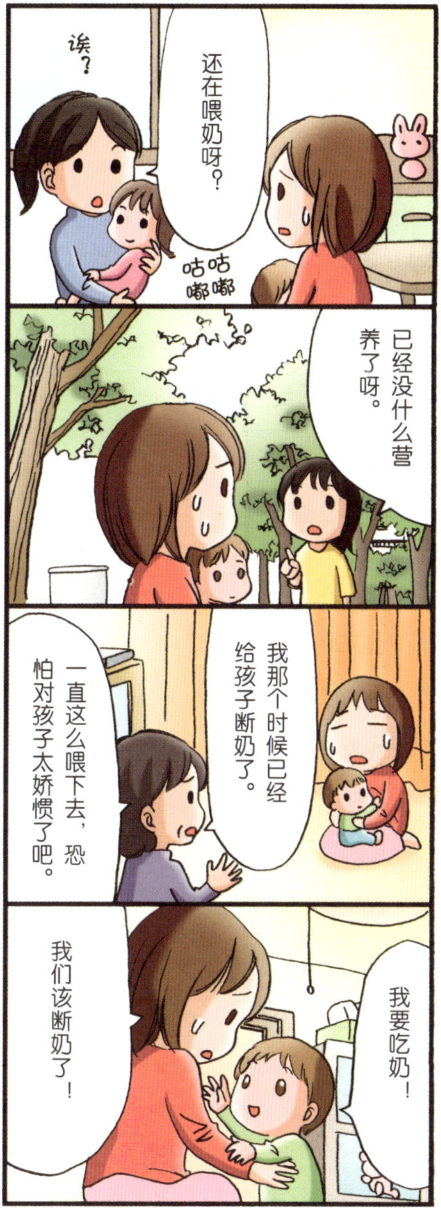
还在喂奶呀？
诶？
咕咕嘟嘟
已经没什么营养了呀。
我那个时候已经给孩子断奶了。
一直这么喂下去，恐怕对孩子太娇惯了吧。
我要吃奶！
我们该断奶了！

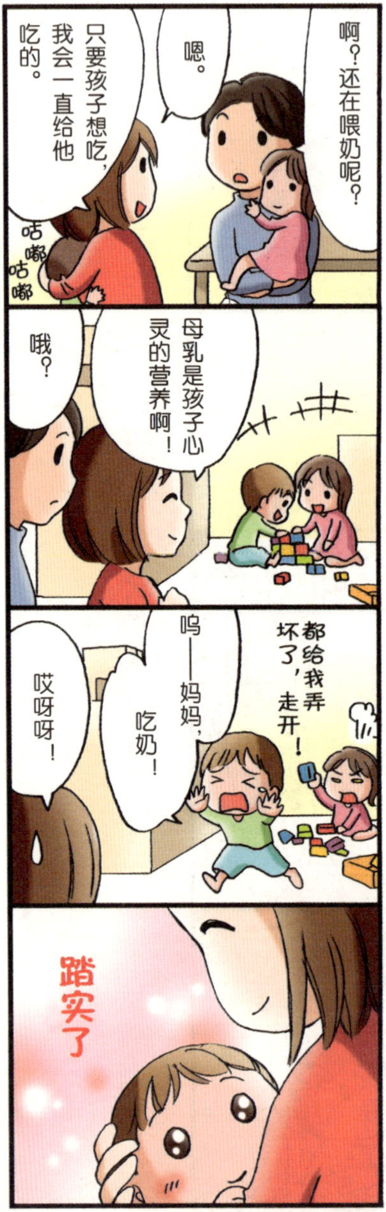
啊？还在喂奶呢？
嗯。
只要孩子想吃，我会一直给他吃的。
咕嘟咕嘟
母乳是孩子心灵的营养啊！
哦？
都给我弄坏了，走开！
呜——妈妈，吃奶！
哎呀呀！
踏实了

○母乳为心灵提供营养，注重孩子的安心感

不过，妈妈们往往由于方方面面的原因，不得不在某一个时间给孩子断奶。在这种情况下，妈妈要在断奶前几天提前告诉孩子：“宝宝很快就不要吃奶了啊。”

断奶之初，孩子会哭闹着要吃奶，要是和妈妈在一起，孩子想起妈妈的奶会感到很痛苦，所以还是尽量让孩子多和爷爷、奶奶或是爸爸在一起玩儿。

白天尽量让孩子多玩儿。想吃奶的时候，要温和地告诉他：“宝宝已经和妈妈的奶拜拜了。”然后把孩子抱在怀里。

要让孩子知道，即便不给他喂奶，妈妈对他的爱也是不会改变的。当孩子感到不安时，要给予孩子安全感。这样，孩子才能情绪稳定地步入成长的下一个阶段。

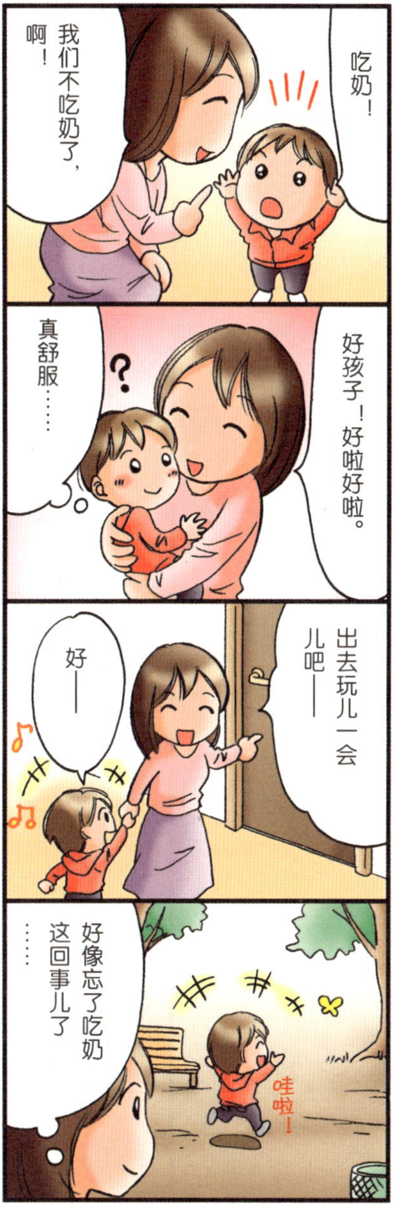
吃奶！
我们不吃奶了，啊！
好孩子！好啦好啦。
真舒服……
出去玩儿一会儿吧——
好——
好像忘了吃奶这回事儿了……
哇啦！

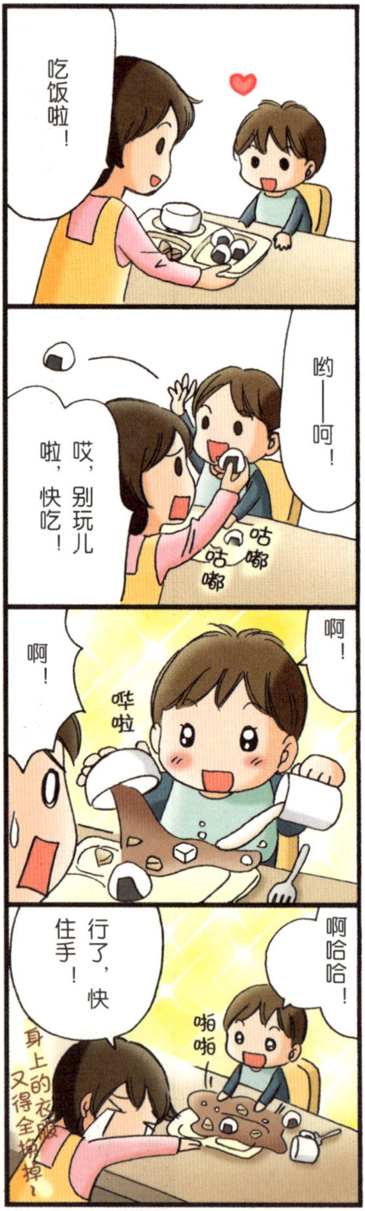
吃饭啦！
哟——呵！
哎，别玩儿啦，快吃！
咕嘟
咕嘟
啊！
啊！
哗啦
啊哈哈！
行了，快住手！
啪啪
身上的衣服又得全换掉~

孩子边吃边玩儿该怎么办?

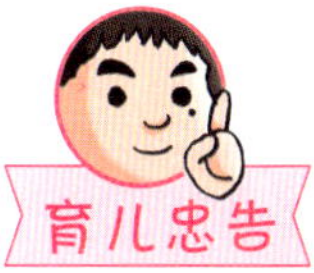

孩子边吃边玩儿的现象出现在 10 个月左右，满 1 周岁之后，将变得令人难以应付。他们用手抓捏着米饭玩儿，故意把牛奶洒得到处都是……最终免不了把妈妈搞得焦虑不堪。

不过，之所以出现这种行为，绝不是因为孩子任性，也不是孩子在故意捉弄妈妈。孩子过了 1 周岁生日之后，对外界的好奇心增强，变得越来越淘气。孩子的这种好奇与淘气表现在餐桌上就是边吃边玩儿。我们首先应该认识到，孩子出现这种行为，说明他们的心理已经发展到了相应的程度。

然而，这种现象无休止地持续下去，父母也会不堪忍受。我们首先需要做的是在椅子下面铺上塑料垫或报纸，这样孩子把饭菜弄到外面也没多大关系。然后在一旁观察孩子，如果孩子已经不怎么吃，开始进入玩耍阶段了，过 20 多分钟后要提醒他一下："要是不再吃的话，妈妈就开始收拾了。"如果孩子还是不吃，继续玩耍，那就要马上把饭菜撤走。这时候大人不要发火儿，一定要和颜悦色地告诉孩子："好啦，我们吃饱啦！"即使孩子哭闹，在下一顿饭之前也不要再把饭菜端上来。也许我们担心孩子没有吃饱，但孩子是不会因此而营养失调的。在这个反反复复的过程中，孩子将逐渐养成集中精神进餐的习惯。

✕ 认为孩子是由于任性才这样做的

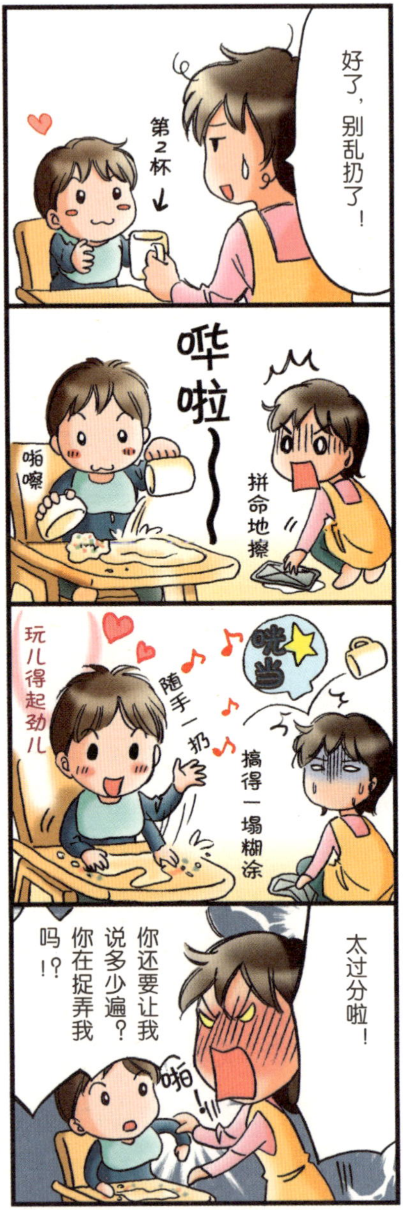

好了，别乱扔了！
第2杯
哗啦～
啪嚓
拼命地擦
玩儿得起劲儿
随手一扔
咣当
搞得一塌糊涂
太过分啦！
你还要让我说多少遍？你在捉弄我吗！？
啪！

○ 边吃边玩儿是孩子好奇心的表现

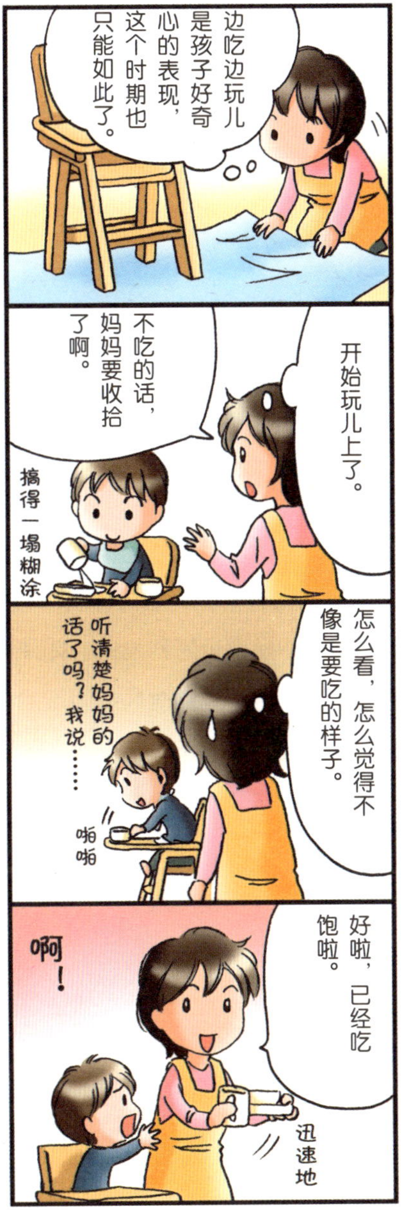

边吃边玩儿是孩子好奇心的表现，这个时期也只能如此了。
开始玩儿上了。
不吃的话，妈妈要收拾了啊。
搞得一塌糊涂
怎么看，怎么觉得不像是要吃的样子。
听清楚妈妈的话了吗？我说……
啪啪
好啦，已经吃饱啦。
啊！
迅速地

如何纠正孩子偏食？

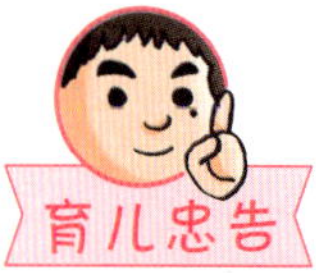

孩子饮食最大的烦恼就是偏食，其中不爱吃蔬菜又占多数。妈妈们想尽各种办法，比如把孩子不爱吃的菜切得碎碎的，混在喜欢吃的食物中，可“对手”却更胜一筹，孩子们绝不是那么好对付的。如果强迫他们进食，孩子就干脆什么也不吃了。我觉得这种时候最明智的做法是放弃努力，孩子不吃就算了，更重要的是不要破坏掉愉快的进餐气氛。

蔬菜中所含的营养成分同样存在于其他食物和水果中。有些孩子上幼儿园之后吃饭就吃得非常好了。而且随着孩子的成长，他们的口味也会发生改变，事实上，可以说偏食几乎不会给孩子的成长带来什么影响。眼下就突然间要强行改变孩子不爱吃蔬菜的习惯，孩子会觉得吃饭是一件痛苦的事，甚至每次吃饭妈妈和孩子之间都吵吵闹闹的。

这样一来，更令人担心的倒是“心灵的营养”，而不是什么身体的营养问题了。所以，当孩子无论如何拒绝进食的时候，我们最好还是不要急于纠正孩子的偏食，这样结果反倒会更好。

我们也给妈妈介绍一个方法，这就是让孩子和你一起动手准备饭菜，让他们自己动手择菜，把菜盛到盘子里。在花盆里培育一些易于种植的蔬菜或许也是个不错的办法。等孩子再长大些，也可以让他们自己用菜刀切切菜。和妈妈一起做饭可以培养孩子对食物的热爱之情，效果也不错。不管怎样，在这个问题上妈妈们还是应该以豁达的态度从长计议。

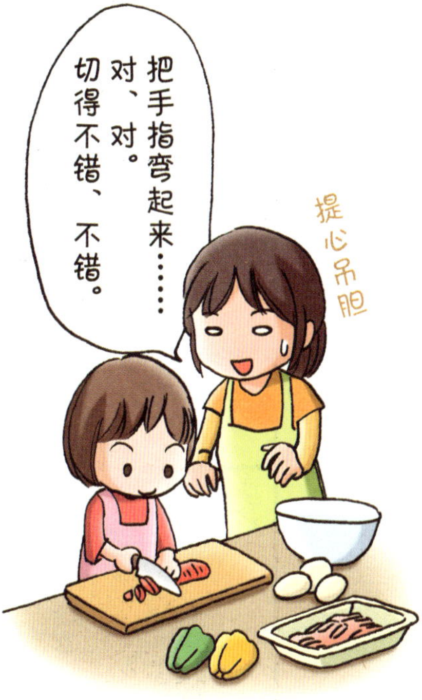

× 强迫孩子进食，吃饭会变得很痛苦

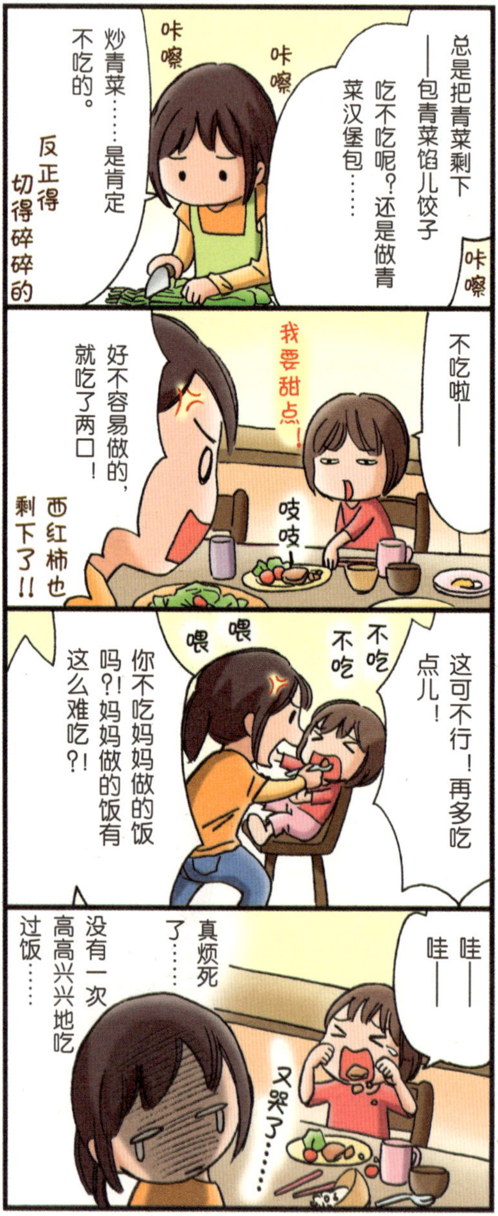
咔嚓
总是把青菜剩下——包青菜馅儿饺子吃不吃呢？还是做青菜汉堡包……
咔嚓
咔嚓
炒青菜……是肯定不吃的。
反正得切得碎碎的
不吃啦——
我要甜点！
吱吱
好不容易做的，就吃了两口！
西红柿也剩下了！！
这可不行！再多吃点儿！
不吃不吃
喂喂
你不吃妈妈做的饭吗？！妈妈做的饭有这么难吃？！
哇——哇——
真烦死了……
没有一次高高兴兴地吃过饭……
又哭了……

○ 暂且放弃努力，首先考虑『心灵的营养』

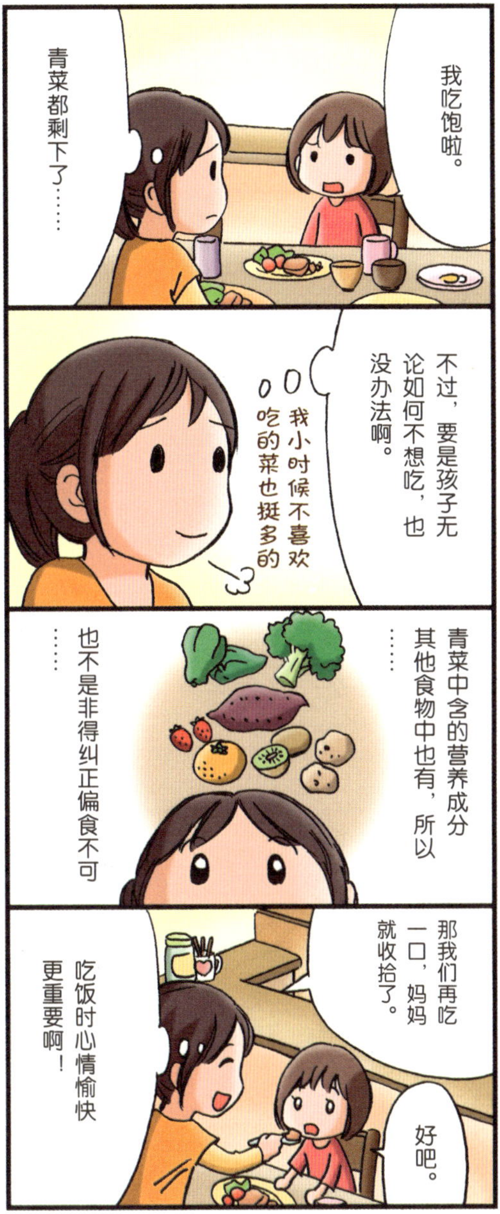

我吃饱啦。
青菜都剩下了……
不过，要是孩子无论如何不想吃，也没办法啊。
我小时候不喜欢吃的菜也挺多的
青菜中含的营养成分其他食物中也有，所以……
也不是非得纠正偏食不可……
那我们再吃一口，妈妈就收拾了。
好吧。
吃饭时心情愉快更重要啊！

下面是父母对小儿疾病的种种担忧。

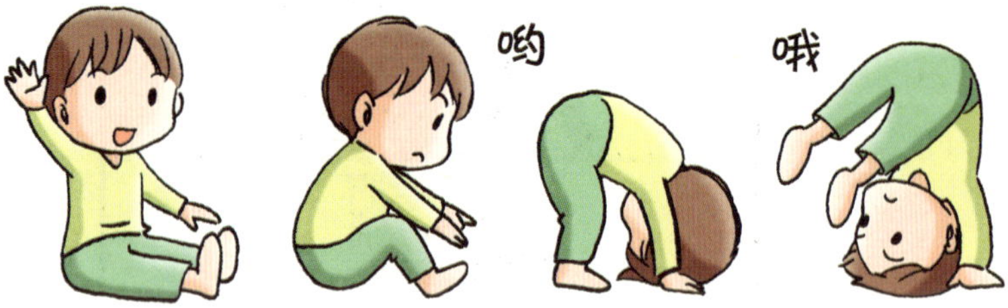

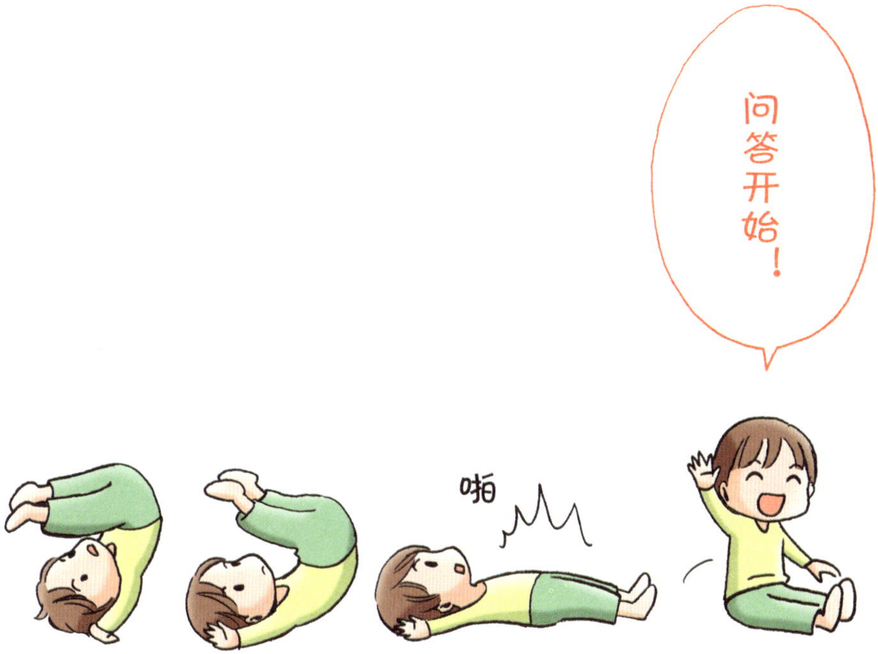
啪
问答开始！

Q 早看医生，病就好得快吗？

A. 我给不少孩子看过病，有时真觉得不知该如何诊断才好。这种情况往往发生在那些一发烧就来看病的孩子身上。在病情尚未发展之前就来看医生，这种情况让医生挺为难的。

有人会问："为什么感到为难呢？"这是因为即使医生能判断出病情是否危急，在很多情况下也很难做出进一步的诊断，结果只好让病人过一段时间再来。爸爸妈妈们本来期待着早点带孩子来看医生，病能好得快一点儿，结果却让他们大失所望——早知这样，还不如让孩子在家里好好休息呢。

医生们中间流传着一个很有名的说法："越是后诊断，越是出名医。"比如说在发病初期，症状尚未完全表现出来，医生可能认为只是感冒，但接下来接诊的医生轻而易举地就能诊断出是肺炎。不少带孩子来儿科看病的父母都是在几天之内换了几家诊所，"越是后诊断，越是出名医"的现象比比皆是。

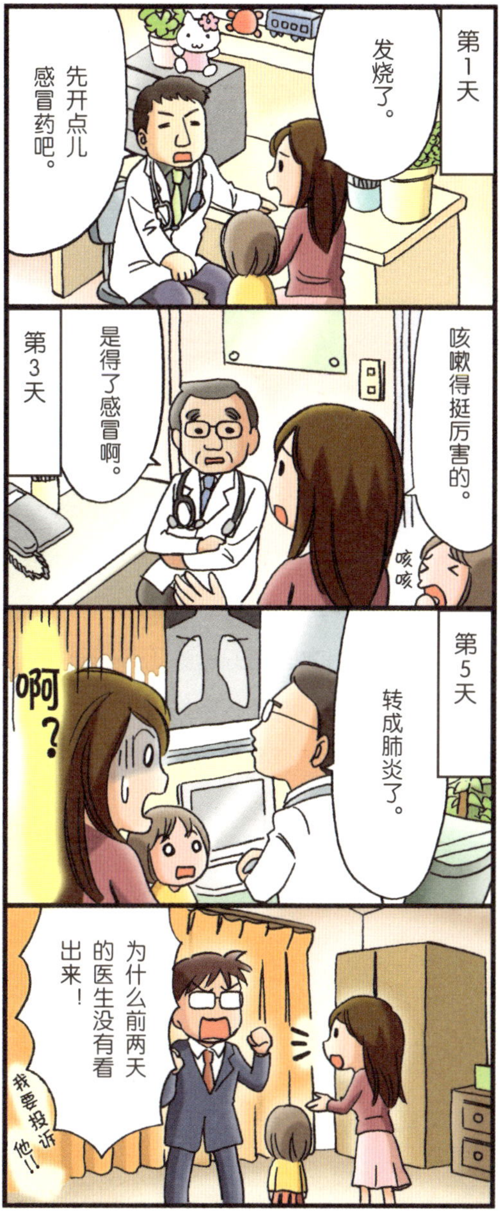

Q 我觉得去大医院比去小诊所病好得快……

A “最好去设备完善的大医院。”大家这样想，这种心情我非常理解。可是病情是否能早日好转，并不取决于医院的设备，而是医生的技术。丰富的食材和一应俱全的烹调用具固然重要，可要是厨师的手艺不过关的话，也做不出美味的饭菜。

大医院也有大医院的劣势（等候时间长、主治医师上班时间不同），想必大家就能理解为什么最好还是去小诊所看病了。如果小诊所医生的技术过硬的话，是会在合适的时机为病人介绍大医院的。

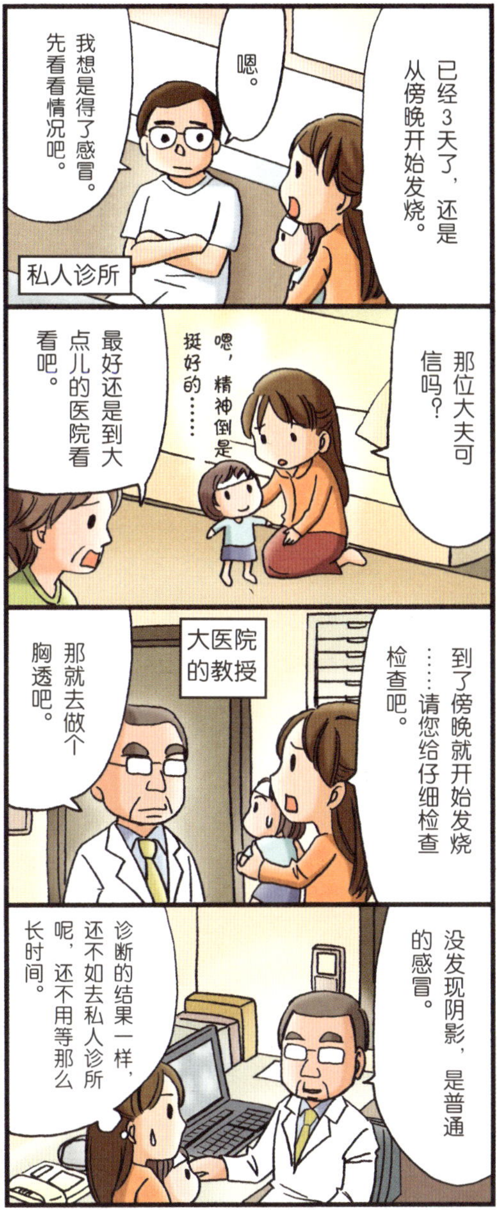
私人诊所
已经3天了，还是从傍晚开始发烧。
嗯。
我想是得了感冒。先看看情况吧。
那位大夫可信吗？
嗯，精神倒是挺好的……
最好还是到大点儿的医院看看吧。
大医院的教授
到了傍晚就开始发烧……请您给仔细检查检查吧。
那就去做个胸透吧。
没发现阴影，是普通的感冒。
诊断的结果一样，还不如去私人诊所呢，还不用等那么长时间。

Q 有位当妈妈的朋友说："感冒时最好不要给孩子吃抗生素类的药物。"是这样吗？

A. 笼统地说，抗生素、抗菌药和抗菌剂是一回事儿。虽然表达方式不同，但都是同一类物质。更准确些说，抗生素比抗菌药和抗菌剂所包含的范围更广。

抗菌药顾名思义，就是一种对抗细菌的药物。它不仅杀死作恶多端的细菌，就连身体里的有益细菌也一同消灭掉。鼻子、喉咙、皮肤、肠道中都存在着大量有益细菌（常在菌），它们对于防止病毒和细菌的入侵起着重要作用，而抗菌药会影响常在菌的活动。

现在人们逐渐明白，"发烧时一定要用抗生素"、"受伤后一定要用抗菌剂"——此类想法弊多益少。"不管怎么样，先给我开点儿抗生素吧"，这种想法已经过时，最近提出这种要求的人越来越少了。

另外，80%~90% 的感冒都是由病毒引起的。抗生素对病毒是不起作用的。从这方面来讲，得了感冒立刻用抗生素也不太好。

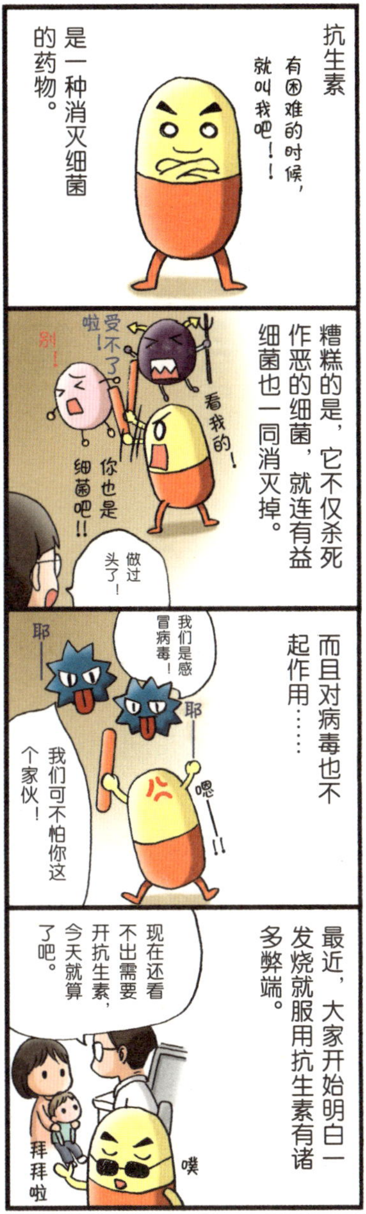
抗生素是一种消灭细菌的药物。
有困难的时候，就叫我吧！！
糟糕的是，它不仅杀死作恶的细菌，就连有益细菌也一同消灭掉。
看我的！
受不了啦！
别！
你也是细菌吧!!
做过头了！
而且对病毒也不起作用……
我们是感冒病毒！
耶——
耶——
嗯——!!
我们可不怕你这个家伙！
最近，大家开始明白一发烧就服用抗生素有诸多弊端。
现在还看不出需要开抗生素，今天就算了吧。
噗
拜拜啦

Q 孩子大量喝配方奶，胖起来了。我担心这么下去，孩子会不会肥胖呢？

A 看着胖嘟嘟的婴儿，不少妈妈担心："这么胖，要不要紧呢？"不过，请妈妈们放心，孩子从蹒跚学步开始，转眼间就会变得苗条起来。

哺乳期的婴儿和满1周岁后的幼儿，他们成长的形式是不同的。哺乳期的婴儿就像滚雪球一样成长，而幼儿则像竹笋抽节一样成长。从1周岁左右开始，成长的模式与以前截然不同，从胖嘟嘟变得苗条起来。

体重增长过快还是过慢，只要看一下母子手册上的"婴幼儿身体发育曲线"就可以了。在"发育曲线"的图表中，所谓"标准体重"

是用涂上颜色的区域来表示的。只要孩子的体重在这个区域之内，而且和发育曲线呈同样的走势增加，就没有问题。有些孩子的体重不在这个区域之内，但身体健康，体重的增加和发育曲线的走势是一致的，那么也没什么问题。

（不管是哪一种情况，都应该按时给婴幼儿进行体检，认真听取负责医生的意见）

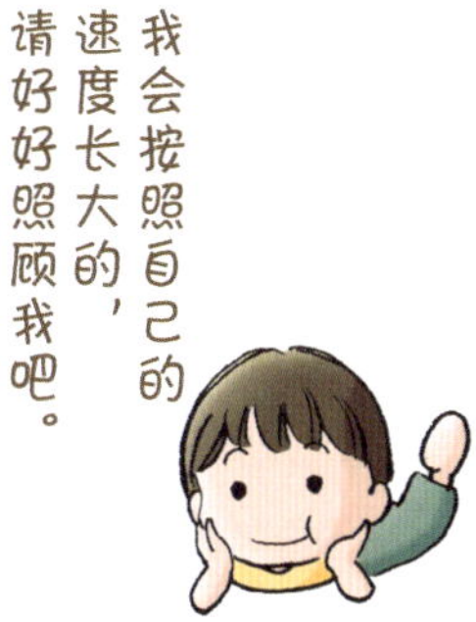

我会按照自己的速度长大的，请好好照顾我吧。

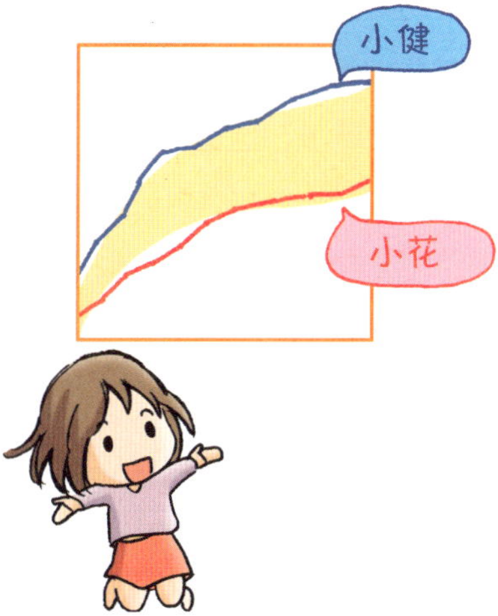

小健
小花

Q 我们家的孩子食量特别小……

A 孩子过了1岁，就开始转为“竹笋式”的成长了，这个阶段孩子反倒变得食量很小，这让妈妈们感到非常忧虑。美国有名的儿科教材《尼尔森儿科学》中写道：“孩子从1岁左右起开始表现得对食物不感兴趣，不怎么爱吃东西了。”这其中有发育变缓的原因，所以即便没有以前那么爱吃东西也无大碍（当然有个性和个体的差异，也有些孩子过了1岁之后吃得也不少，这也没什么可奇怪的）。

父母正是因为对孩子的营养和身体发育情况感到担心，所以才会产生这样的烦恼。妈妈（还有爸爸）在繁忙的日常生活中为可爱的孩子尽心竭力，我对这种精神真是由衷地感到佩服。

强迫孩子进食，无论是对妈妈还是对孩子而言，都是件痛苦的事。考虑营养的均衡十分重要，断乳食品以日式为主是可以的，但孩子1岁之后对食物开始变得挑剔，不爱吃的食物多起来，所以最重要的是让孩子快乐进食。

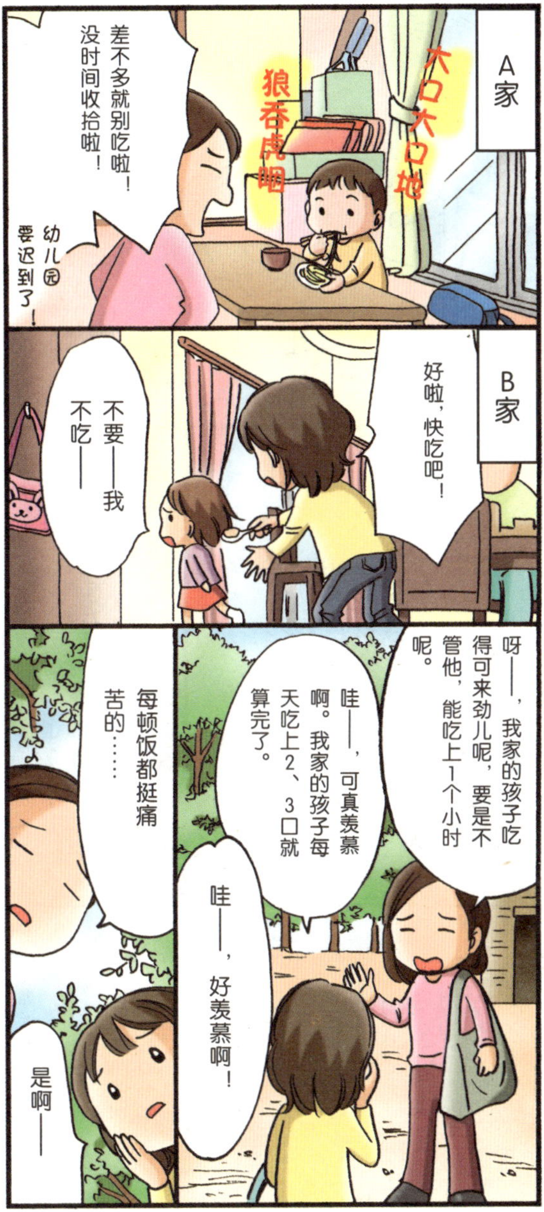
A家
大口大口地
狼吞虎咽
差不多就别吃啦！没时间收拾啦！
幼儿园要迟到了！
B家
好啦，快吃吧！
不要——我不吃——
呀——，我家的孩子吃得可来劲儿呢，要是不管他，能吃上1个小时呢。
哇——，可真羡慕啊。我家的孩子每天吃上2、3口就算完了。
哇——，好羡慕啊！
每顿饭都挺痛苦的……
是啊——

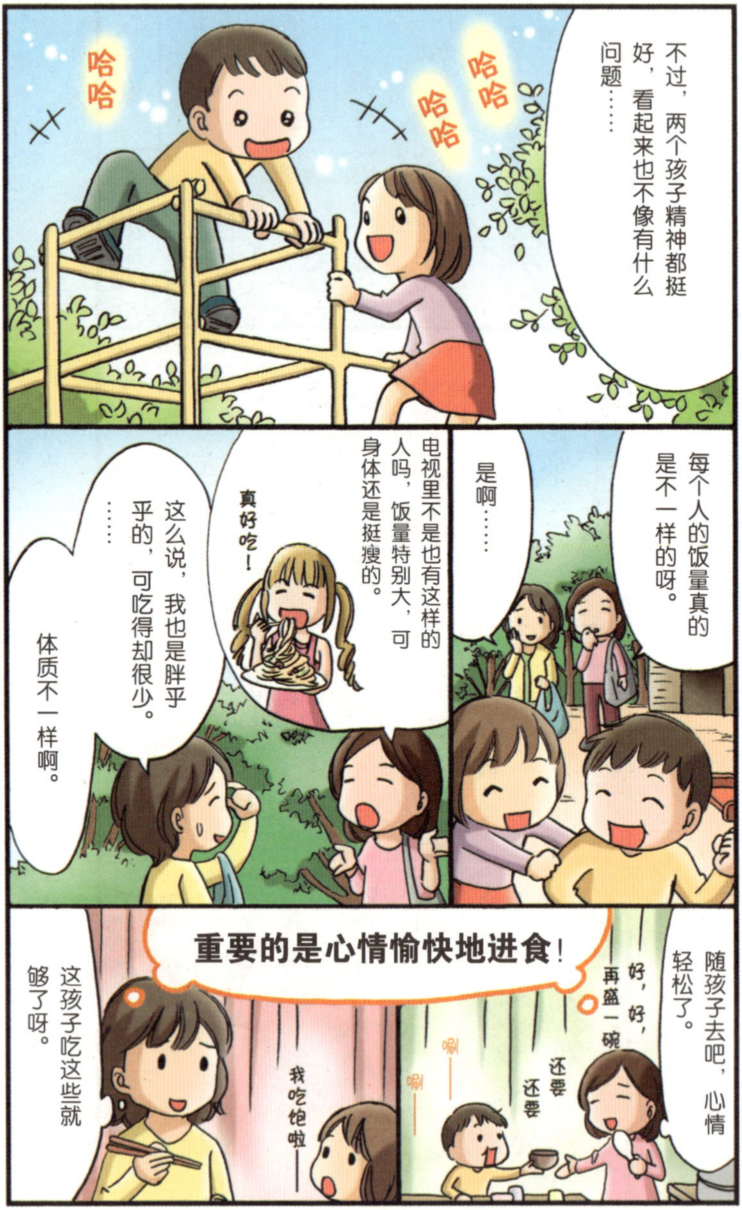
不过，两个孩子精神都挺好，看起来也不像有什么问题……
哈哈
哈哈
哈哈
每个人的饭量真的是不一样的呀。
是啊……
电视里不是也有这样的人吗，饭量特别大，可身体还是挺瘦的。
真好吃！
这么说，我也是胖乎乎的，可吃得却很少。……
体质不一样啊。
随孩子去吧，心情轻松了。
好，好，再盛一碗
还要
还要
唰——
唰——
重要的是心情愉快地进食！
这孩子吃这些就够了呀。
我吃饱啦——

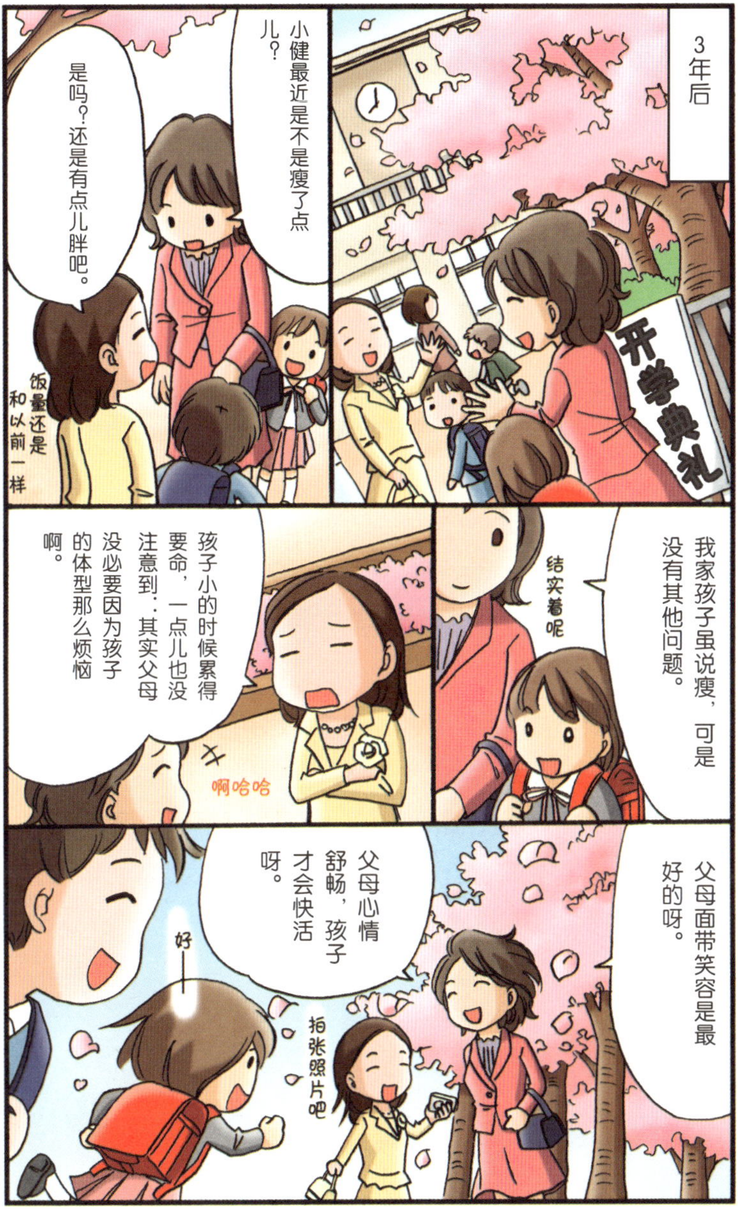
3年后
开学典礼
小健最近是不是瘦了点儿？
是吗？还是有点儿胖吧。
饭量还是和以前一样
我家孩子虽说瘦，可是没有其他问题。
结实着呢
孩子小的时候累得要命，一点儿也没注意到……其实父母没必要因为孩子的体型那么烦恼啊。
啊哈哈
父母面带笑容是最好的呀。
父母心情舒畅，孩子才会快活呀。
好——
拍张照片吧

Q 可迅速治好伤口的“湿润疗法”指的是什么？

A. 不管怎么小心，孩子总是会受伤的。那么孩子受伤时，我们该如何护理呢？

绝大多数人会回答说：“消毒后缠上纱布，等结了痂不就好了吗？”这种方法叫“干燥疗法”，是一种非常古老的治疗方法。

最近人们关注的是“湿润疗法”，这种方法可通过湿润的方法使伤口迅速愈合。首先将伤口处的污物冲洗干净，然后贴上湿润疗法专用的伤口护理贴。采用这种治疗方法，伤口无需结痂。

皮肤受伤后，伤口会渗出液体。细胞就是在这种体液中增殖并修复伤口的。这和人没有水就无法生存一样，没有水细胞同样会死亡。因此让伤口干燥，愈合得就会缓慢。另外，结痂也会妨碍伤口的再生。而消毒液不仅杀死伤口的细菌，也会给细胞带来损害。

“湿润疗法”不仅使伤口迅速愈合，不留疤痕，还可通过将伤口密封起来而控制感染。由于减少了干燥对伤口的刺激，还可达到减轻疼痛的效果。

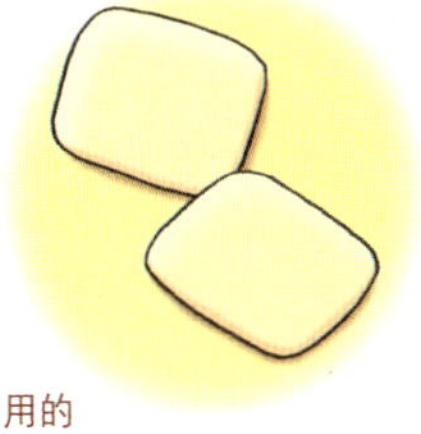

湿润疗法专用的伤口护理贴

Q 去看医生了，可还是没搞清楚得了什么病……

A 有位患者来看病时说："我已经去过一家医院了，医生也没说出到底得的是什么病。"仔细一问才知道，其实治疗已在按部就班地进行，到我这儿来也无需进一步采取措施了。于是我解释说："说不出到底得的是什么病，这种情况很常见啊。医生也不会因为说不出具体的病名，就无法采取适当的治疗措施。"我又进一步回答了病人的其他疑问，那位病人终于满意而归了。

病人在意疾病名称的心情是可以理解的，不过与其想方设法解决"不明白的问题"，倒不如从能够采取的措施开始逐步进行治疗。

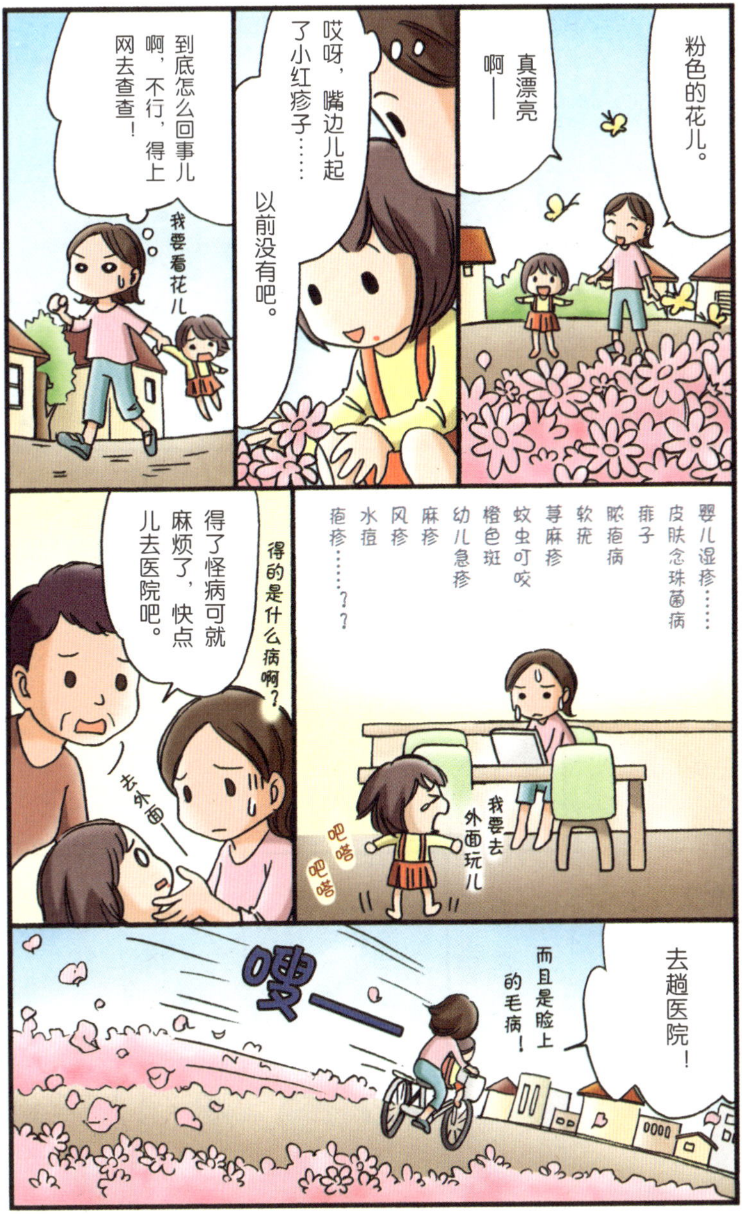

粉色的花儿。
真漂亮啊——
哎呀，嘴边儿起了小红疹子……
以前没有吧。
到底怎么回事儿啊，不行，得上网去查查！
我要看花儿
婴儿湿疹……
皮肤念珠菌病
痱子
脓疱病
软疣
荨麻疹
蚊虫可咬
橙色斑
幼儿急疹
麻疹
风疹
水痘
疱疹……？？
我要去外面玩儿
吧嗒
吧嗒
得的是什么病啊？
得了怪病可就麻烦了，快点儿去医院吧。
去外面——
去趟医院！
而且是脸上的毛病！
嗖——

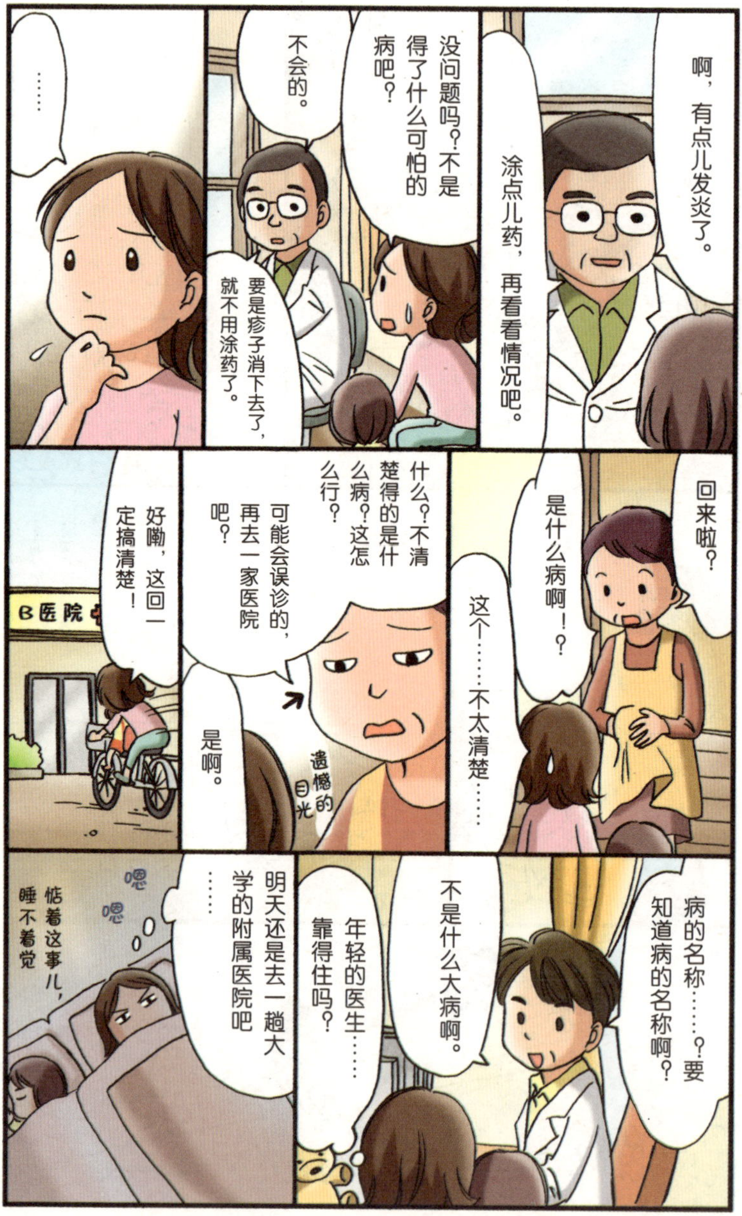
啊，有点儿发炎了。
涂点儿药，再看看情况吧。
没问题吗？不是得了什么可怕的病吧？
不会的。
要是疹子消下去了，就不用涂药了。
……
回来啦？
是什么病啊！？
这个……不太清楚……
什么？不清楚得的是什么病？这怎么行？
可能会误诊的，再去一家医院吧？
遗憾的目光
是啊。
好嘞，这回一定搞清楚！
B医院
病的名称……？要知道病的名称啊？
不是什么大病啊。
年轻的医生……靠得住吗？
明天还是去一趟大学的附属医院吧……
嗯
嗯
惦着这事儿，睡不着觉

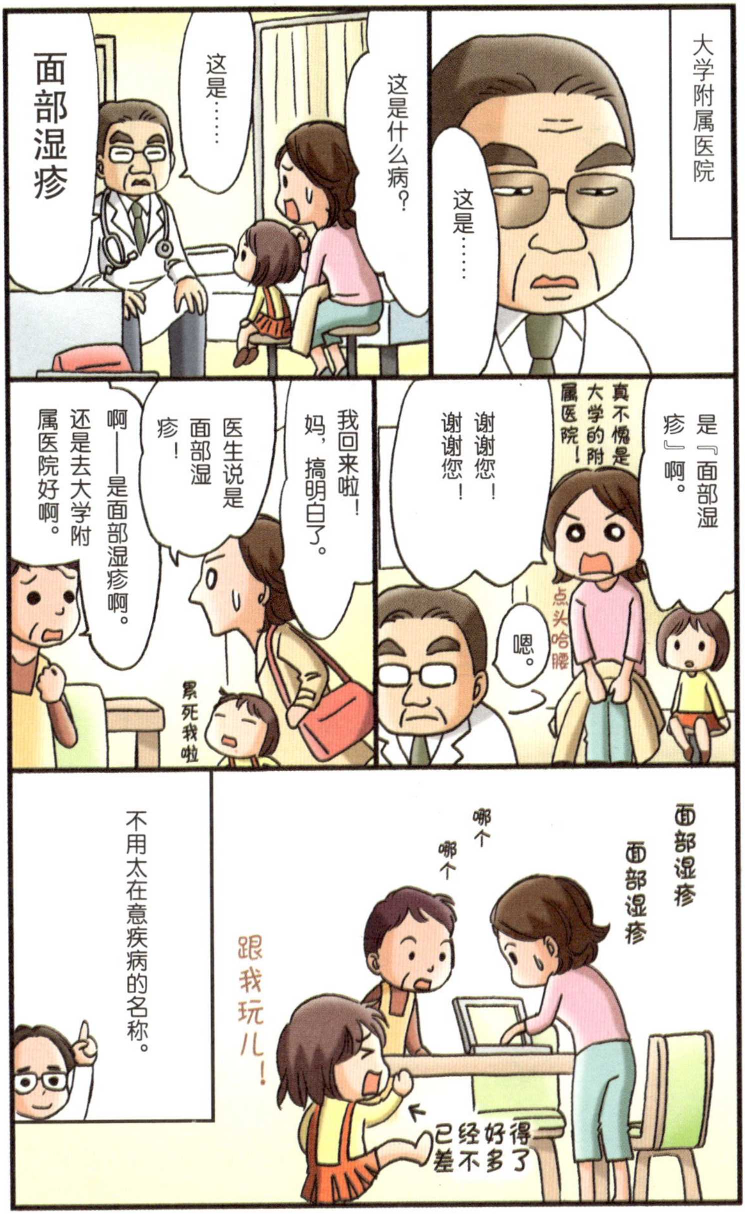
大学附属医院
这是……
这是什么病？
这是……
面部湿疹
是『面部湿疹』啊。
真不愧是大学的附属医院！
谢谢您！谢谢您！
点头哈腰
嗯。
我回来啦！妈，搞明白了。
医生说是面部湿疹！
累死我啦
啊——是面部湿疹啊。还是去大学附属医院好啊。
面部湿疹
面部湿疹
哪个
哪个
跟我玩儿！
已经好得差不多了
不用太在意疾病的名称。

Q 孩子老是蹬被子，大人因为担心孩子着凉而睡不好觉。

A 在夏末秋初的这段时间里，孩子最容易着凉。孩子为什么会着凉呢？这是因为气温和人的体温一样，在一天之中是不断发生变化的。

夏季炎热的夜晚，孩子往往在刚入睡时把被子踢掉。妈妈担心孩子着凉，可刚把被子盖好，马上又被踢掉了。孩子是因为天气太热才把被子踢掉的，再给孩子盖上，当然还会被踢掉。**夜晚刚入睡时，身体需要释放热量，孩子的手脚变得暖呼呼的，所以被子就成了多余之物。**即便是踢掉被子，孩子还是感觉热，于是在床上滚来滚去。这时，孩子想怎么样可以随他去，不用理会。

最重要的是，在孩子感觉冷时应该给他盖上被子。孩子在手脚变凉时会感觉冷。那么孩子从什么时候手脚开始变凉，感觉冷呢？这就是天快亮的时候。遗憾的是这时候妈妈也已经睡熟了。

入睡时还很闷热，不盖被子睡觉是没关系的，可天快亮时气温下降，这时候就容易着凉了。这也就是为什么在夏末秋初时，孩子最容易着凉的缘故。不用给孩子盖被子时给孩子盖了，而必须给孩子盖被子时却没盖。我们掌握的时机总是不对呀。刚入睡时和天快亮时不仅气温不同，体温也发生了变化，弄清了这种情况，我们就可以利用空调的定时器解决这个问题了。

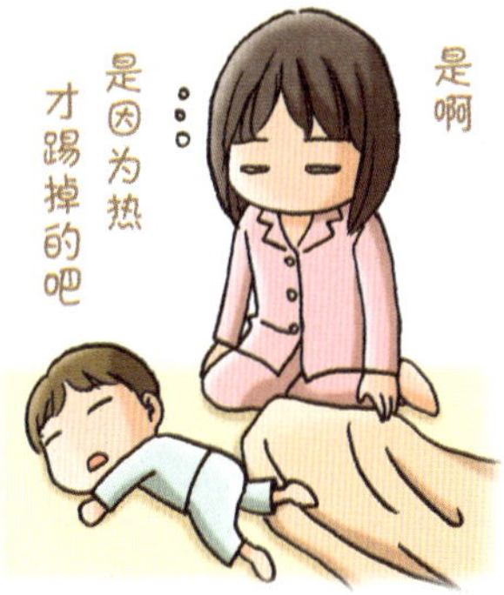

受伤

① 伤口被沙子或泥土污染时，用自来水冲洗。

② 出血厉害时，用干净的纱布或毛巾直接按压止血。

③ 用湿润疗法专用的创可贴将伤口包起来。

①

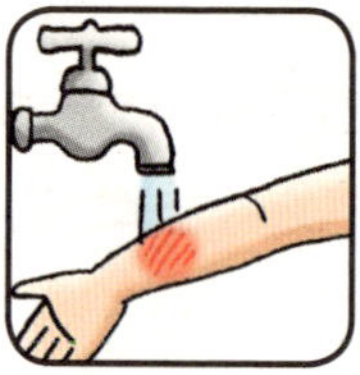

②

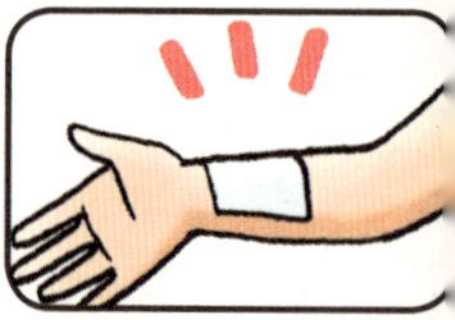

③

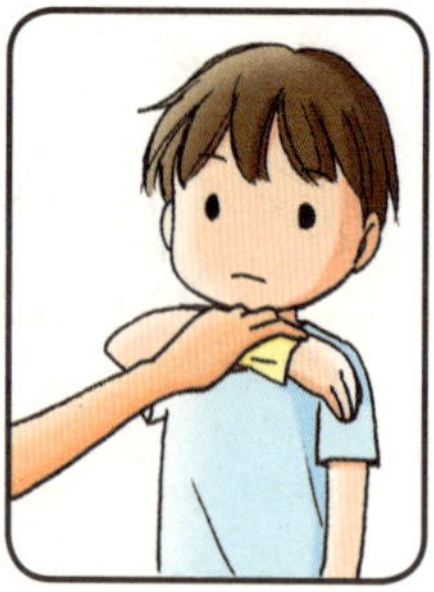

（最好请医生处理的伤口）

* 伤口中嵌入沙土、木片或玻璃等物，用水无法冲掉。
* 被动物（特别是猫、狗）咬伤的伤口。
* 撞到墙上或摔倒后，伤口面积较大且受伤部位较深。

头部磕碰

① 孩子头部受到磕碰后大声哭泣，此后如果情绪良好，则不必担心。
请于 24 ～ 48 小时之内，注意观察孩子的食欲和脸色。
当天最好不要洗澡。

② 如果鼓起肿包，则用湿毛巾冷敷。

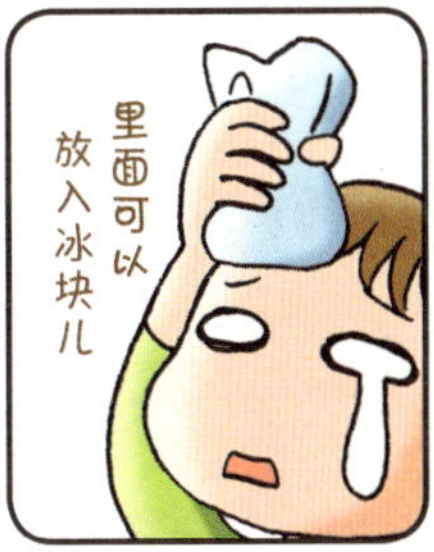

误饮误食

* 首先弄清楚吞进去的是什么。

有些东西少量误饮误食是无害的。

有些东西必须马上吐出来，而有些东西是不能往外吐的，请参照右图。

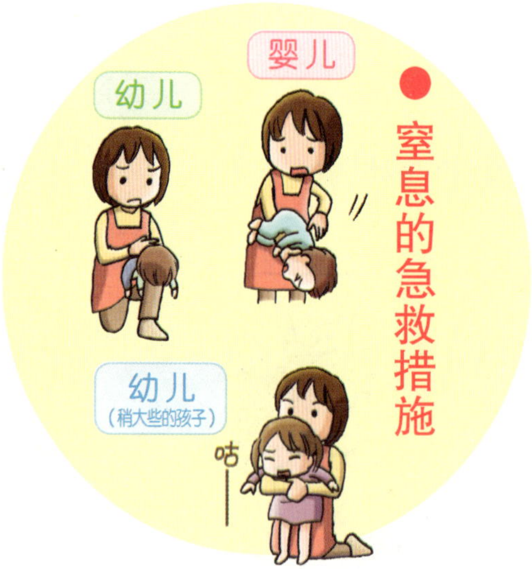

婴儿
幼儿
幼儿
（稍大些的孩子）
咕
窒息的急救措施

必须催吐的物品（催吐的方法……将手指或勺子插入舌头深处）

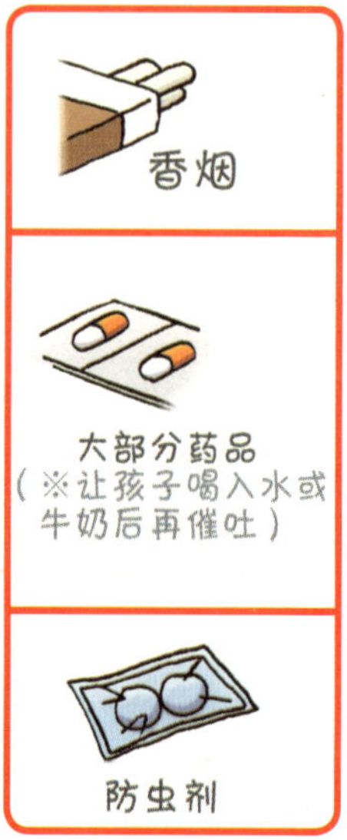

不得催吐的物品

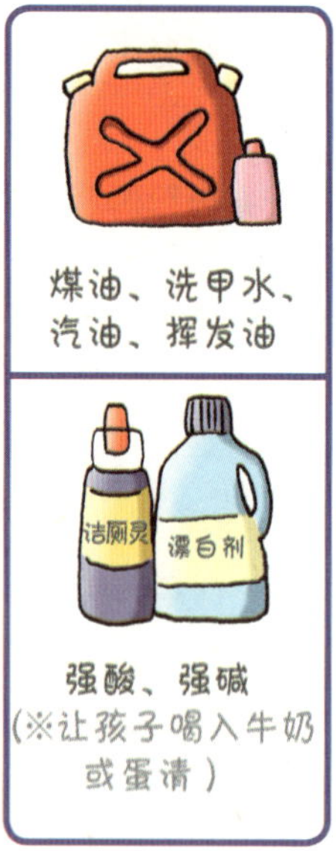

煤油、洗甲水、
汽油、挥发油
洁厕灵
漂白剂
强酸、强碱
（※让孩子喝入牛奶或蛋清）

少量误饮误食几乎无害的物质

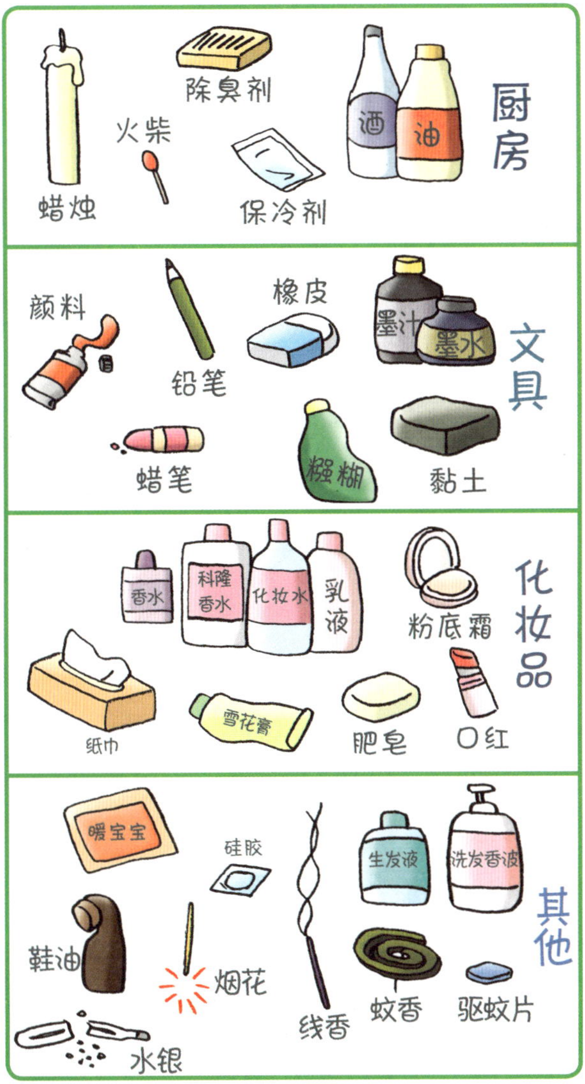
厨房
蜡烛
火柴
除臭剂
保冷剂
酒
油
文具
颜料
铅笔
橡皮
墨汁
墨水
蜡笔
糨糊
黏土
化妆品
香水
科隆香水
化妆水
乳液
粉底霜
纸巾
雪花膏
肥皂
口红
其他
暖宝宝
硅胶
生发液
洗发香波
鞋油
烟花
线香
蚊香
驱蚊片
水银

烧烫伤

*用流水冲洗受伤部位使其降温，直到疼痛感消失。

*如果热源附着在衣服上，那么隔着衣服用冷水冲洗。

（不要强行脱掉衣服，应穿着衣服送往医院）

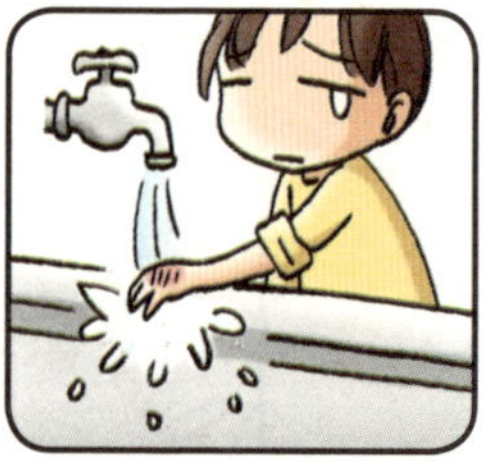

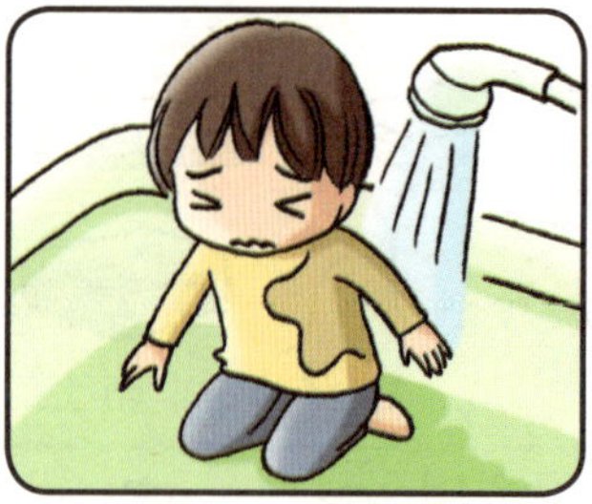

流鼻血

*稍向前弯腰，捏住鼻子两侧的柔软部位（向外膨出的部位）。

※ 如果 10 分钟后血还没有止住，请去看医生。

*如果用纸巾塞住鼻孔，拿掉纸巾时，有时会引起再次出血。

*拍击脖子后面，是达不到止血效果的。

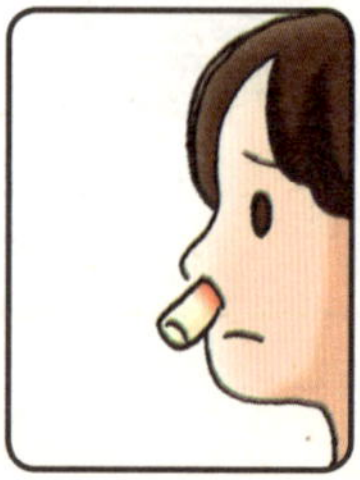

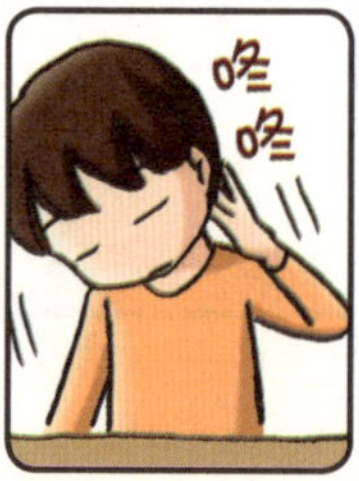

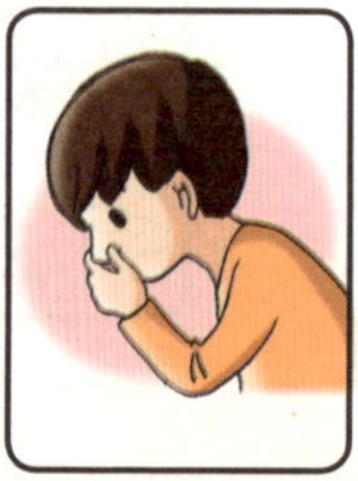

牙齿脱落

如果是恒牙，把脱落的牙齿放入牛奶中，或是含在孩子的嘴里（舌下），迅速拿到牙科，有可能再植。在这种情况下，不可用水冲洗脱落的牙齿。

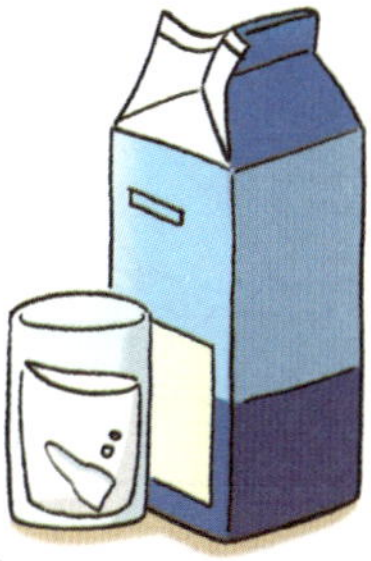

中暑

*让孩子安静地平躺在阴凉处，将脚部稍稍垫高。

*补充水分和盐分（可以给孩子服用口服补液盐）

（预防中暑）

*即便时间很短，也不要把婴幼儿单独留在车内。即使外面的气温为 28 摄氏度，在封闭的车内 20~30 分钟后也会达到 42 摄氏度，

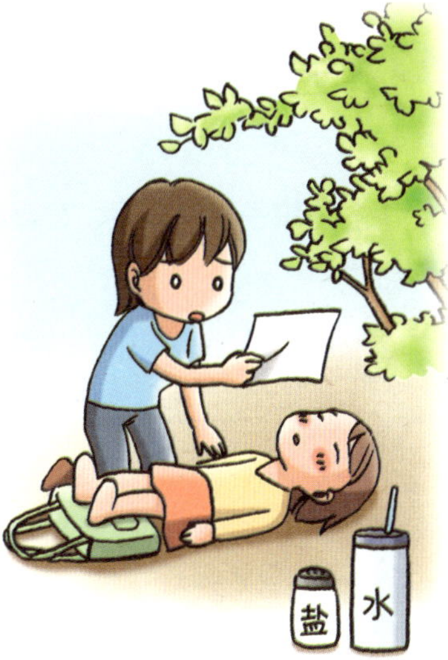

1 小时后可达到 46~47 摄氏度。

＊夏天在户外玩耍时，戴帽檐宽大的帽子，穿透气性、吸湿性强的衣服，多次休息，以补充水分和盐分。

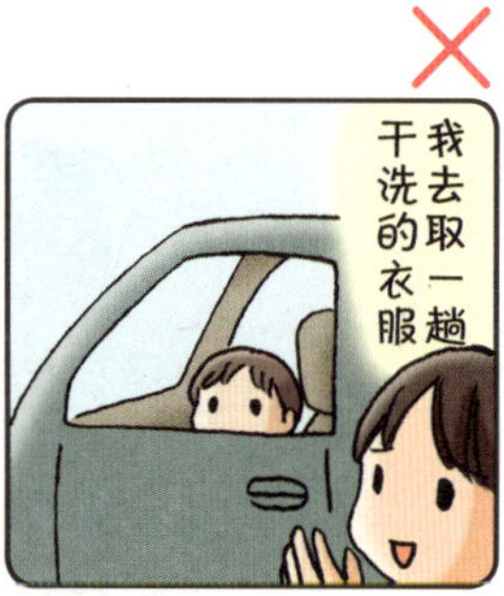

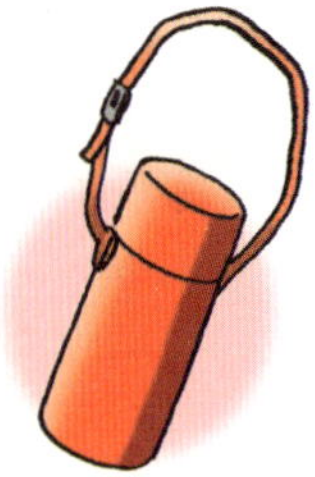

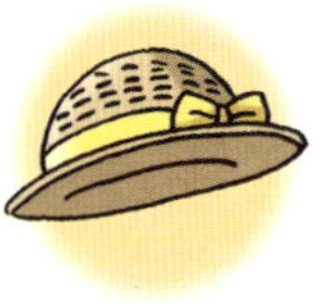

痉挛

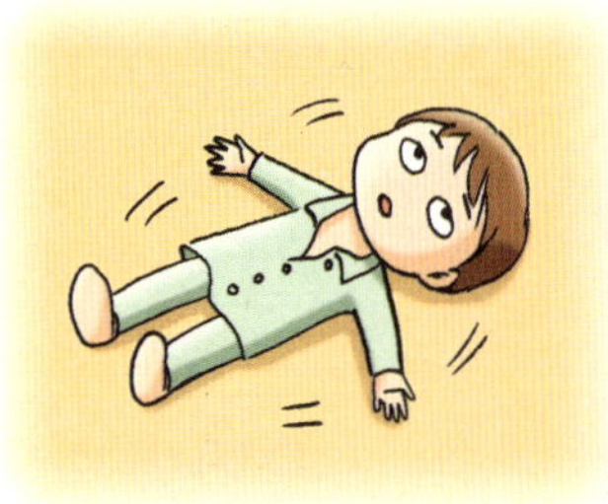

① 让孩子躺在平坦、宽阔和安全之处。

② 解开颈部的衣扣。

※ 采取上述措施后，即便是痉挛持续，也不必惊慌。

③ 如果痉挛持续的时间超过 5 分钟，就应该叫救护车了。

× 在孩子的嘴里塞入毛巾或手指。

→痉挛不会咬坏舌头，也不会引起窒息。

× 大声呼唤、摇晃孩子。

* 体温刚开始上升时哆哆嗦嗦地发抖，这是全身在发冷。

* 正在哺乳中的婴儿有时也会全身发抖。

这些都是生理性的，如果没有其他异常表现，则不必担心。

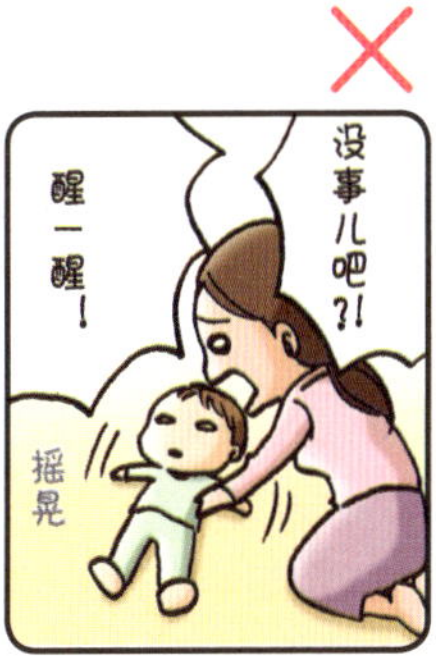

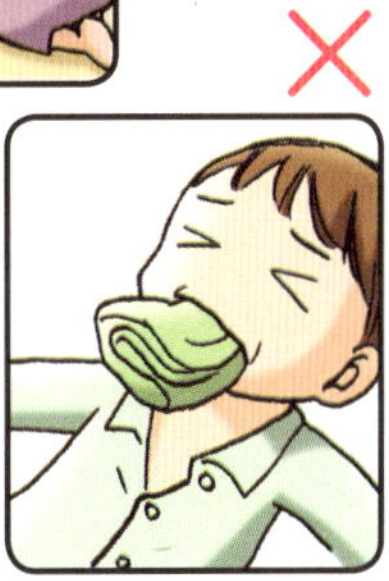

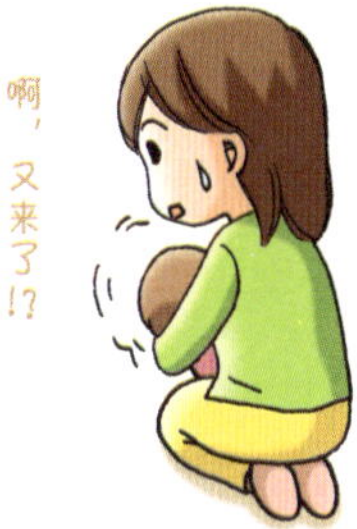

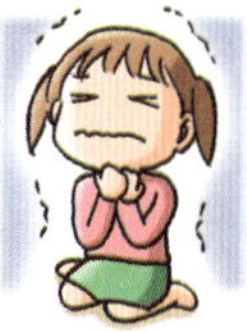

确保气管通畅

心肺复苏法

＊孩子在游泳时溺水、将玩具卡在喉咙里，或是在运动中突然跌倒，导致呼吸和心脏停止时，需要实施心肺复苏法。在等待救护车的这段时间里，与其束手无策，倒不如不怕失败，鼓起勇气立即开始救治。

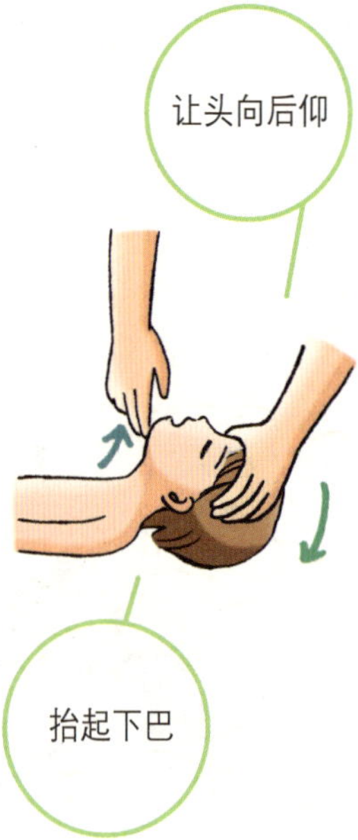

人工呼吸

心脏按压

婴儿

盖住口鼻

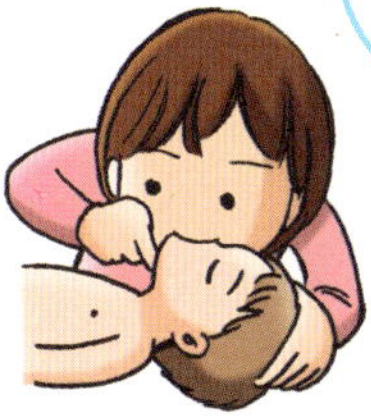

婴儿

用 2 根手指

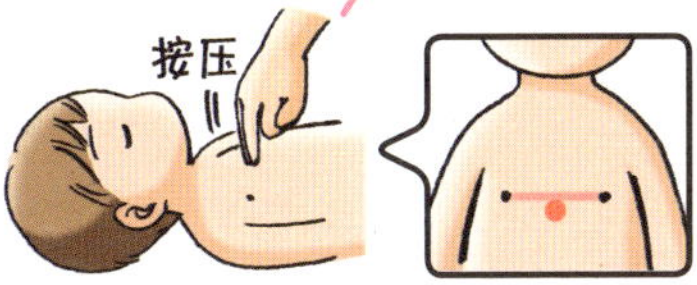

※ 将手指置于两侧乳头连线的正中偏下位置，向下按压

幼儿

捏住鼻子，盖住嘴

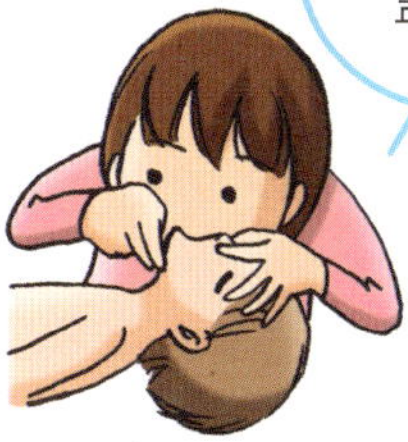

让孩子张大嘴，向口内吹气约 1 秒钟左右

幼儿

手掌根部

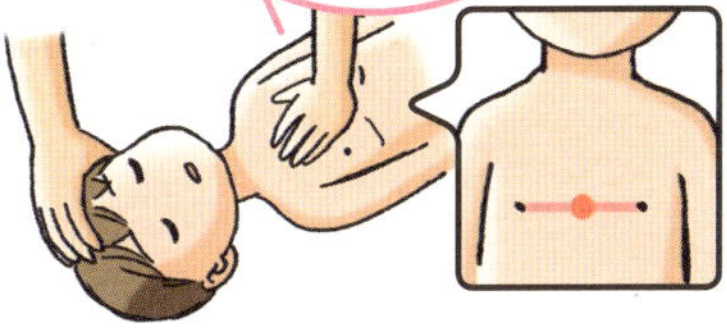

※ 按压两侧乳头连线的正中部位

强劲（胸部厚度的约 1/3 下沉）
迅速（100 次 / 分钟）用力按压

2 次 → 30 次

（人工呼吸）　（心脏按压）

反复进行

< 参考资料 >

饭野靖彦《一目了然的水电解质》MEDICAL SCIENCES INTERNATIONAL, LTD. 1995 年
Keshav，Satish(著) 峯徹哉(译) 日文版《The Gastrointestinal System at a Glance》MEDICAL SCIENCES INTERNATIONAL，LTD. 2005 年
武内一《Hib 疫苗接种的实情》noblepress, LTD. 2008 年
丰原清臣 等(编)《开业医生的门诊小儿科》(改订第 4 版)、南山堂、2002 年
夏井睦《治疗外伤的常识与非常识【消毒和纱布】扑灭宣言》三轮书店、2004 年
夏井睦《治疗外伤的常识与非常识 2 烫伤和创口感染》三轮书店、2006 年
西牟田敏之 · 西间三馨 · 森川昭广(监修)日本小儿过敏症学会『小儿支气管哮喘治疗 · 管理指导方针 2008』协和企划、2008 年
日本外来小儿科学会(编著)《给妈妈们的 小儿疾病的家庭护理指南》(第 2 版补订)、医牙药出版株式会社、2006 年
马场一雄《续 · 育儿中的医学》东京医学社、2000 年
真部淳 · 上村克德(编)《解答小儿科研修中貌似简单的疑问》MEDICAL SCIENCES INTERNATIONAL, LTD. 2008 年
向山德子 · 西间三馨(监修)日本小儿过敏症学会 食物过敏委员会《食物过敏诊疗指导方针 2005》协和企划、2005 年
山本淳 · 小林晴美《到小儿科去吧！》主妇与生活社、2005 年
Richard E. Behrman 等《NELSON TEXTBOOK OF PEDIATRICS》(17th EDITION)、Elsevier Science、2003 年
《小儿内科》Vol.40 No.2、东京医学社、2008 年
「关于诺如病毒的 Q&A」厚生劳动省、2007 年
Barton D. Schmitt MD. Fever in Childhood. Pediatrics Vol.74 No.5 November 1984, pp.929-936
FDA Public Health Advisory, Nonprescription Cough and Cold Medicine Use in Children
http://www.fda.gov/cder/drug/advisory/cough_cold_2008.htm
Madeline Simasek, MD and David A. Blandino, MD. Treatment of the Common Cold. American Family Physician 2007;75:515-20,522.
http://www.aafp.org/afp/20070215/515.html
Margolis PA, Litteer T, Hare N, Pichichero M. Effects of unrestricted diet on mild infantile diarrhea: a practice-based study. Am J Dis Child 1990;144:162-4
MHRA Safety information, Children's over-the-counter cough and cold medicines: New advice
http://www.mhra.gov.uk/Safetyinformation/Safetywarningsalertsandrecalls/Safetywarningsandmessagesformedicines/CON038908
TGA announcement regarding the use of cough and cold medicines in children
http://www.tga.health.gov.au/media/2008/080409cold.htm

本书收撰了我们认为参与育儿的诸位首先需要了解的基本事项。由于本书并非医学事典，文中没有触及各种疾病的详情以及一些需要特殊处理的事宜。另外，仅凭本书是无法应对所有小儿疾病和事故的。对此，如果能事先得到读者的理解，我们将深感荣幸。同时也期待着各位读者对本书提出批评与意见。

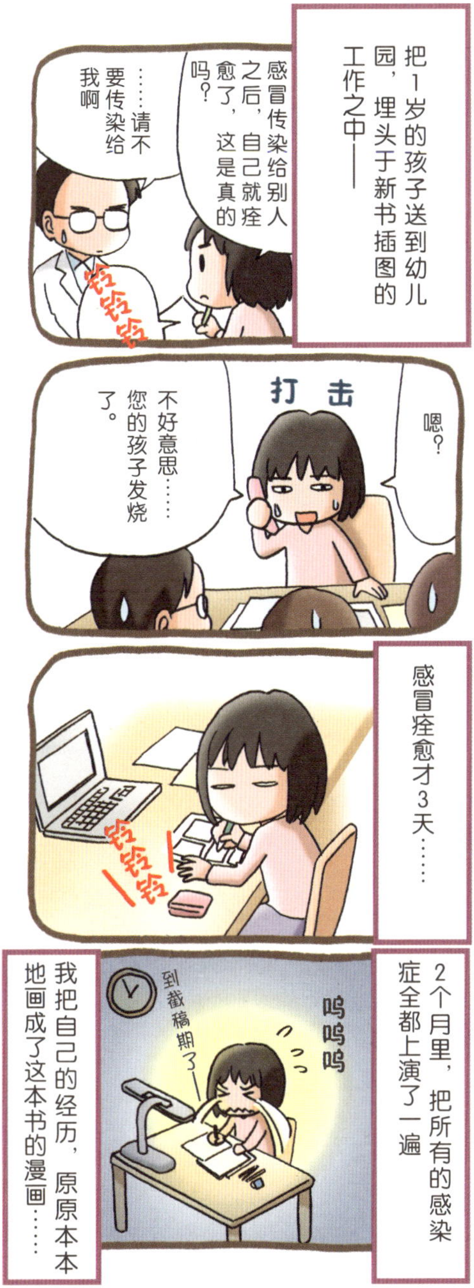
把1岁的孩子送到幼儿园，埋头于新书插图的工作之中——
感冒传染给别人之后，自己就痊愈了，这是真的吗？
……请不要传染给我啊
铃铃铃
嗯？
打击
不好意思……您的孩子发烧了。
感冒痊愈才3天……
铃铃铃
2个月里，把所有的感染症全都上演了一遍
到截稿期了
呜呜呜
我把自己的经历，原原本本地画成了这本书的漫画……

插 图

太田知子

1975 年生于东京。
两个孩子的母亲。
从事插图和漫画工作。

年幼的孩子总是爱生病。
自己有了孩子，
才体味到其中的辛苦。
为所有的爸爸妈妈们加油！

作者简历

吉崎达郎

1973 年生于德岛县。儿科医生。
毕业于大阪大学医学系。
曾供职于大阪大学医学系附属医院妇科、
市立吹田市民医院及阪南中央医院儿科，
目前就职于真生会富山医院儿科。
医学博士。

明桥大二

1959 年生于大阪府。精神科医生。
毕业于京都大学医学系。
真生会富山医院心理诊疗内科主任。
任儿童咨询机构特约医生、学校心理医生、
NPO 法人儿童权利支援中心 Palette 理事长。
著有《人，为什么活着》（合著）、
《表扬批评都有道——传递父母的爱》、
《表扬批评都有道——传递父母的爱 2》、
《爸爸这样做，妈妈孩子都快乐》等作品。

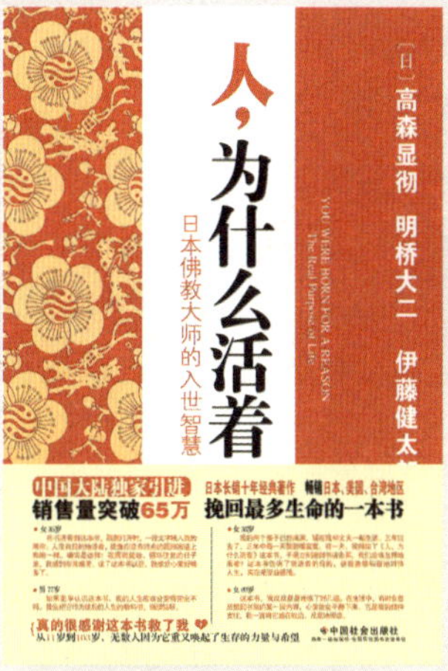

“人生到底有没有目的？”

“人活着的意义是什么？”

- 本书透过释迦牟尼佛的智慧之语，日本佛教大师、净土真宗创办人亲鸾圣人的语录，以及无数文学家、思想家对生命的解读，回答那些让我们困惑不已的人生命题。

- 中国大陆独家引进
日本长销**十年经典**著作
畅销**日本**、**美国**、**中国台湾**
销售量突破 **90** 万
从 **11** 岁到 **103** 岁
无数人因为它重新唤起了
生存的力量与希望

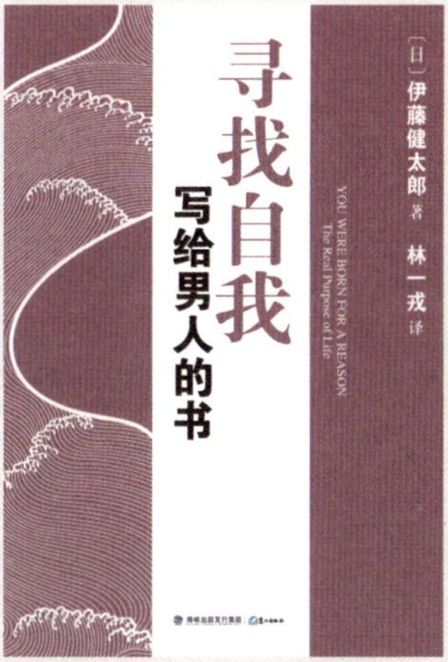

人，为什么要“寻找自我”？我们为什么很难找到“寻找自我”的出口呢？

- 寻找“**真正的自我**”，是要寻找“**能让自己在工作中真正感到满足的事情**”，是要寻找“**真正的幸福**”。

- 本书以**恋爱**、**结婚**、**婚外情**、**自由**、**死亡**、**幸福**为关键词，引用最新的科学成果和古往今来哲学先贤的观点，破解“**男人**”的内心和身体的奥秘，帮助读者寻找一个全新的“**自我**”。

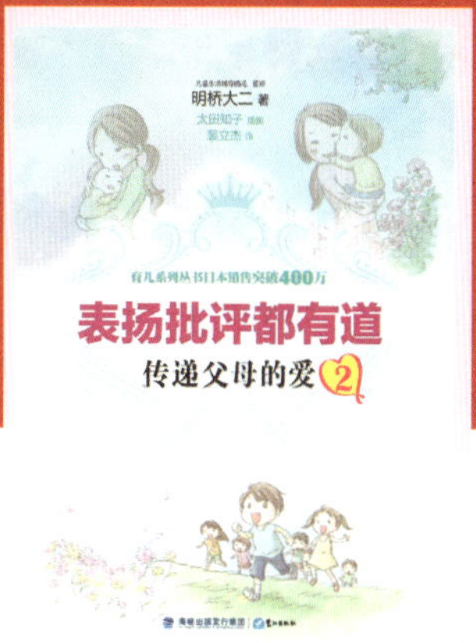

它是全心全意为**父母和孩子**着想，是最好看、最体贴的育儿书

它**实用、快捷、涵盖面广泛**，使你能在最短的时间抓住重点

忙碌时代新手妈妈**不可或缺**的育儿宝典

读者：好书居士

听说在日本销量很大，买来大致看了一下，果然很有趣，尤其是漫画，改变了以往育儿书的说教、枯燥和单调，让阅读轻松起来。看完会推荐给周围的妈妈们。

读者：有梦有涵

针对孩子的心理，让我了解孩子的很多东西，很不错的书，和网上看到的一样，包装也很好啊，有很多漫画和举例，很不错。

读者：S

这本书真的很不错，图文并茂，吸引人，讲得也很好。不仅适合年轻的爸爸妈妈读，连爷爷奶奶姥爷姥姥都能读下去。适合全家统一思想培育小孩子。

读者：none526@*.*****

再也没有打孩子，起码这几天。推荐！能使妈妈心态得到很大转变。

读者：duoduomama1005

好书，教孩子有方法！

欢迎登陆明桥大二先生的微博：http://weibo.com/u/2295544317
日本一万年堂出版社官方网站：http://www.c-ipi.com/

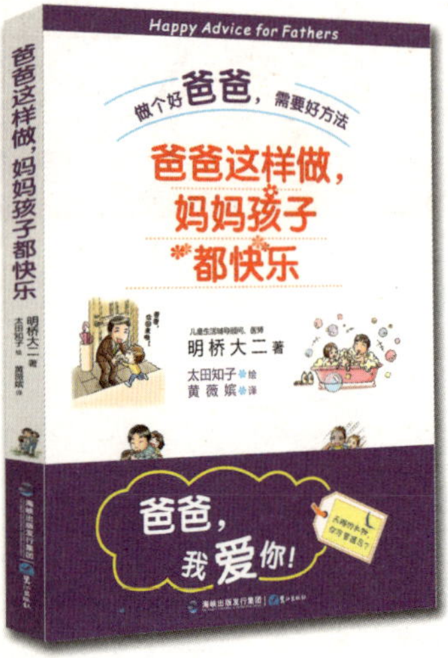

如果爸爸参与育儿……

❶ 妈妈会轻松一些。

如此一来，母子间将建立更亲密的关系。

❷ 妈妈对爸爸的爱也会更加深厚。

孩子将会明白，自己不仅受妈妈疼爱，也拥有爸爸的爱，自我肯定感便能因此提升。

❸ 获得爸爸的称赞，孩子将在处理人际关系以及进入学校或社会时更具勇气。

❹ 爸爸该严则严，孩子就会养成遵守规矩的习惯。

每个人都是当了爸爸后，才学会当爸爸的！

但是要做个好爸爸，却需要好方法！

本书是日本有史以来**最畅销**的育儿作家之力作，是**唯一**写给爸爸又能**贴近妈妈心声**的育儿做法，让爸爸做的一切都不白费。彩色漫画与插图，**简单易懂又实用**，爸爸们能快速抓到重点！